JOABPEQ, JOACMEQ マニュアル

Manual of JOABPEQ, JOACMEQ
©The Japanese Society for Spine Surgery and Related Research, 2012
Published by Nankodo Co., Ltd., Tokyo, 2012

JOABPEQ JOACMEQ マニュアル

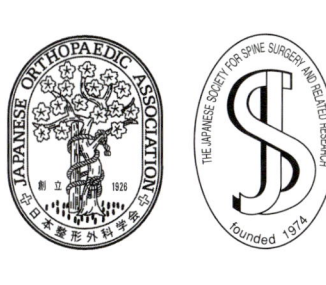

編 日本整形外科学会
日本脊椎脊髄病学会診断評価等基準委員会

Manual of
JOABPEQ
JOACMEQ

南江堂

編集

日本整形外科学会
日本脊椎脊髄病学会診断評価等基準委員会

日本脊椎脊髄病学会診断評価等基準委員会

担当理事	川上　守	公立大学法人和歌山県立医科大学附属病院 紀北分院 脊椎ケアセンター
委員長	紺野 愼一	福島県立医科大学医学部整形外科学講座
委　員	笠井 裕一	三重大学大学院医学系研究科脊椎外科・医用工学
	加藤 圭彦	山口大学医学部整形外科
	金森 昌彦	富山大学医学部人間科学
	金山 雅弘	函館中央病院 脊椎センター
	竹下 克志	東京大学医学部整形外科
	田中 信弘	広島大学大学院整形外科
	種市　洋	獨協医科大学整形外科
	橋爪　洋	和歌山県立医科大学整形外科
	細野　昇	大阪厚生年金病院脊椎外科
	松永 俊二	今給黎総合病院整形外科
アドバイザー	高橋 和久	千葉大学大学院医学研究院整形外科学
	千葉 一裕	北里研究所病院整形外科
	宮本 雅史	日本医科大学整形外科
	福井　充	大阪市立大学大学院医学研究科推計学研究室

JOABPEQ, JOACMEQ マニュアル

推薦の序

　日本整形外科学会/日本脊椎脊髄病学会診断評価等基準委員会編集による，本書『JOABPEQ，JOACMEQ マニュアル』は素晴らしい完成度であり，脊椎・脊髄病に関わるすべての皆様に心から推薦いたします．

　日本整形外科学会内部に診断・評価等基準委員会が設置されたのは，平成11年9月のことでした．従来の日本整形外科学会診断・評価基準を見直し，国際的に高い評価を得，日本整形外科学会会員にとって有用なものにすることが委員会設立の趣旨でした．初代担当理事には私が指名され，日本整形外科学会関連の学会，研究会からの代表者に若干名を加えたメンバーで委員会がスタートしました．日本脊椎外科学会代表の菊地臣一先生（現・日本脊椎脊髄病学会理事長）は，委員会スタート時から，治療成績の評価には医師だけでなく患者側からの評価が重要であること，欧米の評価基準との比較が必要であること，各々の評価の指標には計量心理学的な検証（validation study）が必要であることを提唱され，腰痛と頚髄症に関する検討を精力的に進められました．

　平成12年には，日本脊椎外科学会内部にも診断評価等基準委員会が設置され，日本整形外科学会の依頼，および日本整形外科学会本体との緊密な連携のもとに，新たな評価基準の作成が開始されました．その作業は，全国の脊椎・脊髄病の専門家の衆知を集めて，科学的かつ精力的に行われました．完成後，日本腰痛学会と共同で作成された腰痛の新評価基準は，日本整形外科学会腰痛評価質問票（Japanese Orthopaedic Association Back Pain Evaluation Questionnaire：JOABPEQ），頚髄症の新評価基準は日本整形外科学会頚部脊髄症評価質問票（Japanese Orthopaedic Association Cervical Myelopathy Evaluation Questionnaire：JOACMEQ）と名付けられました．いずれも患者立脚型，多面性，科学性という点で世界に誇るべき出来栄えだと思います．また，今回の運用マニュアルの発刊を機に，JOABPEQ，JOACMEQ が世界中に広まることを期待しています．

　最後になりましたが，日本整形外科学会を代表して，JOABPEQ，JOACMEQ，および本書の作成に関わられた皆様に心から御礼を申し上げます．

　2012年4月

日本整形外科学会 理事長
岩本 幸英

JOABPEQ, JOACMEQ マニュアル

序　文

　日本整形外科学会が作成した脊椎疾患に対する治療成績評価法（JOA スコア）は，長い間，広く用いられてきた．頚椎に関しては，海外でも引用されている．一方，近年の EBM（evidence-based medicine）の発達によって，評価法に近代科学の柱となっている「普遍性」，「論理性」，そして「客観性」を求められるようになってきた．と同時に，Hippocrates, Osler, Macnab らが提唱しているように，その評価には医療提供側のみの視点ではなく，患者側の視点の導入も必要である．

　世界がグローバル化していく中，医療も例外ではない．評価というのは物差しであり，この物差しが世界中でバラバラでは比較検討が不可能である．近代科学の柱を構成している要素を含んだ物差しの必要性がここにある．このような時代背景のもとに，日本整形外科学会は「骨と関節の 10 年」のプロジェクト事業として，新しい治療成績評価法の作成を決定し，その仕事が本学会に任された．

　この新たな物差し（JOABPEQ, JOACMEQ）は，患者立脚型，そして多面的評価をその構成の重要な柱にしている．これにより，現代の科学が求めている条件は満たされている．さらに，この評価の信頼性，再現性，そして妥当性の検討もすでに終わり，立証ずみである．

　わが国でこの分野に携わる人は，この新たな物差しで，世界に各自の主張を発信してほしい．そのことが，わが国の脊椎領域の科学としての高さと信頼性を示すことになる．

　2012 年 4 月

日本脊椎脊髄病学会　理事長
菊地臣一

JOABPEQ, JOACMEQ マニュアル

はじめに

　治療成績は，医療従事者のみの関心事ではなく，治療の効果や妥当性を測るもっとも重要な目安となるため，医療費の支払い側や行政にとって必須の情報となっています．そのため，治療成績評価には健康状態，生活の質，患者の満足度，医療費，職場復帰などを含んだ客観的な計測が求められています．これらの背景から，日本脊椎脊髄病学会の診断評価等基準委員会作業部会が，患者立脚型で，多面的評価が可能な日本整形外科学会腰痛評価質問票（JOABPEQ），日本整形外科学会頚部脊髄症評価質問票（JOACMEQ），ならびにそれらの使用の手引きを作成しました．しかしながら，これらの質問票を知っていても，患者に説明するのが煩雑で使いにくい，集計が大変で，その結果の解釈がむずかしいなどの理由から，実際には従来の日本整形外科学会腰痛疾患治療成績判定基準，頚髄症治療成績判定基準（JOA スコア）を使用している整形外科・脊椎外科医が多いのも事実です．本「JOABPEQ，JOACMEQ マニュアル」は，JOABPEQ，JOACMEQ を用いた評価法を十分理解していただき，正しく使用していただくために作成されました．なぜ患者立脚型の煩雑な評価法が求められているのか，なぜ簡単に点数化して処理できないのか，具体的にどのように臨床研究で用いたらいいのかなど，多くの疑問があると思います．

　記載項目として，なぜ JOABPEQ，JOACMEQ が必要なのかを紺野愼一先生が，開発の経緯を高橋和久先生と千葉一裕先生が，信頼性・妥当性を福井　充先生がそれぞれ執筆しています．JOABPEQ，JOACMEQ の科学性と有用性が理解いただけると考えます．実際の使用に際しては，ダウンロードの仕方を宮本雅史先生が，使用のための留意点を種市　洋先生と細野　昇先生が，解析の方法・注意点を森下浩一郎先生が担当して執筆しました．楽に使え，集計できる方法やデータ保存の仕方，データを再び取り出す方法，工夫している点，そして統計・解析の方法などが述べられています．

　日本整形外科学会および日本脊椎脊髄病学会のホームページにある JOABPEQ，JOACMEQ 使用手引きを読むと，煩雑で解釈がむずかしいように思います．そこで本マニュアルでは具体的な使用例が提示されています．JOABPEQ の使用例を金森昌彦先生・金山雅弘先生・加藤圭彦先生が，JOACMEQ の使用例を近藤哲士先生・田中信弘先生・竹下克志先生が，分かりやすく記載しています．患者の治療効果の判定や臨床研究を行う上で簡便な指標になると考えます．

はじめに

　欧米には多くの脊椎疾患の評価法があります．腰痛特異的 QOL 尺度として Roland-Morris Disability Questionnaire, Oswestry Disability Index や包括的健康度の指標として SF-36, EuroQol などが国際的に広く用いられ，研究デザインに応じた評価法が適用されています．欧米における脊椎疾患の治療成績評価法を橋爪　洋先生が執筆しています．JOABPEQ，JOACMEQ の英語のバージョンがすでに作成されていますが，国際的に広く認識させるためには，JOABPEQ，JOACMEQ を用いた臨床研究が今後，英文誌に多数投稿・掲載される必要があります．そのための注意点について，松永俊二先生が述べています．

　このマニュアルがこれからの患者評価，臨床研究の礎になることを期待しています．

2012 年 4 月

日本脊椎脊髄病学会 担当理事
川上　守

JOABPEQ, JOACMEQ マニュアル

目　次

1 なぜ JOABPEQ，JOACMEQ が必要なのか　　1
紺野 愼一

2 JOABPEQ 開発の経緯　　3
高橋 和久

3 JOACMEQ 開発の経緯　　5
千葉 一裕

4 JOABPEQ，JOACMEQ の信頼性・妥当性　　9
福井 充

5 JOABPEQ，JOACMEQ のダウンロードの仕方　　13
宮本 雅史

6 JOABPEQ 使用のための留意点　　17
種市 洋

7 JOACMEQ 使用のための留意点　　21
細野 昇

8 解析の方法・注意点　25
森下浩一郎, 笠井 裕一

9 JOABPEQ の使用例　31

a. 腰椎椎間板ヘルニア症例　金森 昌彦　31
b. JOABPEQ の 2 群間の比較例　金山 雅弘　35
c. JOABPEQ の 3 群間の比較例　加藤 圭彦　39

10 JOACMEQ の使用例　43

a. 頚髄症例　近藤 哲志, 笠井 裕一　43
b. JOACMEQ の 2 群間の比較例　田中 信弘　47
c. JOACMEQ の 3 群間の比較例　竹下 克志　50

11 欧米における脊椎疾患の治療成績評価法　55
橋爪 洋

12 JOABPEQ, JOACMEQ を英文誌に載せる際（含：JOABPEQ, JOACMEQ を翻訳する場合）の注意点　59
松永 俊二

13 巻末付録（JOABPEQ, JOACMEQ 和欧バージョン）　63

参考文献　77
索引　83

1 なぜJOABPEQ, JOACMEQが必要なのか

　現在，国民の間から，医療側の説明責任，治療効果の文書化，および医療費に対する正当化を医療提供側に求められている．たとえば，多額の医療費を費やしても，必ずしも健康が改善するとは限らない．日常診療で行われている治療法が，はたして費用に見合うだけの価値があるか否かを示すべきである．そのためには，第三者も納得できる治療評価基準を作成し，それをもとにした科学的根拠のある治療を国民と政府に呈示していく必要がある．

真の治療評価とは何か

　従来，治療成績評価の鍵となるのは，医療提供側の客観性（医師の判断対患者の判断），保存性（X線画像や生検），および尺度化であり，患者側からの評価は主観的で重視すべきでないと考えられてきた．しかし，患者側からの評価，すなわち症状の程度やQOL（生活の質）を測定する質問方式は，少なくとも医療側の評価による病態生理学的指標や病理解剖学的指標と同じぐらい再現性があり，客観性，保存性，および尺度化の条件をすべて満たしていることが示されている．よって，真の治療評価とは，患者側からの評価基準で症状の程度やQOLの改善を直接測ることである．

どのような治療成績評価法の選択が必要か

脊椎脊髄疾患の治療成績は，症状の程度，症状に関連した日常生活の機能，および包括的健康度などの面から，複数の指標で測定する必要がある．また，各々の指標には，計量心理学的な検証（validation study）が行われている必要がある．その計量心理学的な検証とは，信頼性，妥当性，および反応性を評価することを意味している．そして，信頼性では再現性と内的整合性を検討し，妥当性では収束的妥当性と尺度の一次元性を検討する必要がある．また，反応性とは，臨床的に重要な変化や群間の差異を指摘する能力を意味しており，この反応性を検証するには，治療前後の得点を無作為に比較し，得点が有意に変化するか否かを検定する必要がある．

今回作成された JOABPEQ と JOACMEQ は患者立脚型アウトカムであり，多面的評価と科学性を満たし，すでに計量心理学的な検証がなされている．

新しい治療成績評価にはどのような展望があるか

治療成績評価については，従来は医療従事者のみの関心事であった．しかし現在は，治療成績評価は，医療費の支払い側や行政にとって必須な情報となりつつある．治療成績は，費用のみならず，治療の効果や妥当性を測るもっとも重要な目安となるからである．医療従事者のみならず，第三者も理解・納得できる治療評価基準は，患者の視点を重視した主観的内容を含み，かつ客観性のある内容構成にする必要がある．今回の JOABPEQ と JOACMEQ の作成は，もっとも妥当な治療は何かを明らかにしてくれるのみでなく，医療制度や技術の改善に役立つことが期待される．

福島県立医科大学医学部整形外科学講座
紺野愼一

2 JOABPEQ 開発の経緯

　わが国では従来，腰痛疾患の評価法として日本整形外科学会腰痛疾患治療成績判定基準（JOA スコア）が使用されてきた．JOA スコアは，昭和 57 年（1982 年）より作成が開始され，昭和 61 年（1986 年）1 月に日本整形外科学会雑誌に公表された．JOA スコアは点数配分が簡明であり，公表から約 25 年が経過し，わが国における腰痛疾患の評価基準として広く定着している感がある．しかしながら，JOA スコアには国際的な評価基準に照らして，疼痛，しびれ，健康状態などに関する患者からの評価が含まれていないこと，各評価項目および割り当てられた点数の妥当性が検証されていないことなどの問題点がある．とくに腰痛患者については，痛みのみならず，痛みによって生じた患者個人の機能障害，活動制限，環境因子，一般的な健康状態（各種活動動作，うつ，不安などの心理学的変化，社会生活上の変化）をも含めて多面的に評価する必要があり，医師側の評価が主体の JOA スコアは不十分と言わざるをえない．言い換えれば，評価基準には患者の自記式による疼痛・身体機能・活動性・心理社会的評価を含める必要がある．また，この評価基準には，信頼性や妥当性などの検証が行われねばならない．

　上記の問題点を解決するため，日本整形外科学会の依頼により，平成 12 年（2000 年）に日本脊椎外科学会の診断評価等基準委員会が設置され，日本腰痛学会と共同で，JOA スコアの問題点や欧米の規準をもとに腰痛に関する新しい評価基準を作成し，多施設にて使用・評価・検証を行うこととなった．また，同時に頚髄症についても新たに評価基準を作成することとした．腰痛に関する新規の評価基準は完成後，日本整形外科学会腰痛評価質問票（Japanese Orthopaedic Association Back Pain Evaluation Questionnaire：JOABPEQ）と名づけられた．

2. JOABPEQ 開発の経緯

　JOABPEQ の作成では段階的な調査が行われた．第一次調査（評価項目の抽出）では適切な評価項目を抽出するために，Roland-Morris Disability Questionnaire および SF-36 をもとに評価項目の候補群を作成した．回答は自記式とし，治療者側からのバイアスが入らない形式とした．この結果，腰痛については健常者 216 名，患者 346 名から質問票の記入を得た．解析にあたり，各項目が相互に独立していること，質問項目の曖昧さに起因する回答のばらつきがないこと，さらには実用的な範囲の項目数とすることなどの観点から，評価項目を抽出した．

　第二次調査（評価項目の再現性検証）では，抽出した評価項目が再現性のあるものであることを検証するために，腰痛では健常者 99 名，患者 369 名を対象に調査を行い，2 週間の間をおいて 2 回の調査を行った．この結果，評価項目の再現性が確認された．

　第三次調査（項目の重みづけ，重症度評価の感受性検証）では，二次調査で確定した評価項目について，それぞれの評価項目が各患者の重症度をどの程度表すのかを検証した．対象は 350 名であった．これにより，各項目に重みづけの係数を定めた．

　第四次調査（評価基準の感受性検証）では，第三次調査に基づいて策定された評価基準が感度よく治療成績を評価するか否かを検証する目的で，最終的調査を行った．対象は 246 名であり，その結果，新しい評価法は，治療成績を感受性よく評価するものであることが示された．

　最終的に JOABPEQ は，疼痛関連障害（4 項目），腰椎機能障害（6 項目），歩行機能障害（5 項目），社会生活障害（4 項目，1 項目は歩行機能障害と共通），心理的障害（7 項目）にまとめられた．JOABPEQ は，患者立脚型アウトカムであり，多面的評価と科学性を満たすものと考える．しかしながら，患者による自記式としたため記入環境や場所の考慮が必要であり，科学性を満たすために項目にかかる係数が細かなものとなり，従来の JOA スコアと比較し，計算が多少煩雑になった感がある．一方，JOA スコアと JOABPEQ との関係については，異なる概念により作成された評価法であり，必ずしも同等性を求める必要はない．暫定的には 2 つの評価方法を併用せざるを得ないかも知れないが，その際には JOA スコアには前述のような限界があることを認識して使用する必要がある．

千葉大学大学院医学研究院整形外科学
高橋和久

3 JOACMEQ 開発の経緯

　頚髄症に対する評価法として日本整形外科学会頚髄症治療成績判定基準（JOAスコア）が策定されたのは1976年である．以来，本判定基準は急速に国内で普及し，同じ土俵での治療成績の比較が可能となり，わが国の頚椎領域における臨床研究発展の礎となった．さらに1981年に平林らが本評価基準を用いて頚椎後縦靱帯骨化症に対する脊柱管拡大術の成績を発表して以降，海外でもその改変法がmodified JOAスコアとして用いられるようになり，国外でも普及している数少ない日本発の評価法として世界に誇れるものである．

　しかし，JOAスコアには各評価点の重み付けや配点比率などに理論的な裏付けがない，痛みやしびれ，頚椎機能や日常生活動作への影響などの評価が含まれていない，という大きな問題が解決されずに残っていた．また，JOAスコアはあくまでも術者をはじめ医療提供側による客観的指標であり，近年の主観的（患者立脚型）評価を重視するEBMの流れにそぐわないとの指摘もなされるようになった．こうした時代の流れに沿う科学的根拠に基づく評価基準策定の必要性に迫られ，日本整形外科学会の委託によって日本脊椎外科学会に診断評価等基準委員会が組織され，2000年に新たな評価基準の策定作業が始まった．

　本委員会では，①評価者のバイアスが入らない患者自記式とする，②妥当性，信頼性，再現性そして反応性などを含めた科学的な裏付けをとる，③従来のJOAスコアでは評価できなかった頚椎機能や心理面を含めたQOLの評価を加える，などの点が確認された．まず，はじめに行われたのは質問票を構成する質問項目を抽出することであった．腰痛疾患に関する評価法は多数存在するのに対し，頚髄症にはきわめて少ないため，JOAスコアから導き出された質問項目に委員会で

3. JOACMEQ開発の経緯

新たに作成された頚椎機能や膀胱機能に関する質問を加えた41項目，さらにQOLの標準的評価法であるSF-36を加えた計77の質問からなる質問票を試作した．

これを使用して，委員が所属する8大学病院ならびにその関連病院で第一次調査が行われた．最終的に頚髄症患者233名，健常者213名のデータが解析され，回答が1つに偏っている質問，患者と健常者で回答に差がない質問，他の質問と強く相関し代替が可能な質問などを統計処理によって除外し，最終的に24の質問項目が抽出された．しかし，そのうちの運転に関するある設問は無回答者が多く不適切と考えられたため，その代替設問を作成・追加し，新たに25項目からなる質問票を用いて同じ施設群で333名の頚髄症患者に対する第二次調査が行われた．その結果，不適切な設問を代替設問で置き換え可能であることや24項目全体の正当性が確認され，最終的な質問票が完成した．

次いで，本質問票の再現性を確認する第三次A調査が実施された．日本脊椎脊髄病学会評議員ならびに学会認定脊椎脊髄外科指導医に依頼して，自覚的・他覚的に症状に変化のない頚髄症患者に対して4週間の間隔で2回調査を行い，回答の一致性をみたところ，良好な再現性が確認された．さらに質問票の感受性を確認し，重症度に応じた点数を割り出す計算式を作成するための第三次B調査が行われた．同じ評議員・指導医に自らの主観によって重症・中等症・軽症の患者を最低1名ずつ含めるように依頼し，異なる重症度の患者を的確に判別できるかをみたところ，その感受性が確認された．また因子分析の結果，質問票が便宜上5つの因子から構成されること，24の質問が5つの因子のうち少なくとも1つに関連づけられることも判明した．そして関連する質問の内容から5つの因子がそれぞれ，頚椎機能，下肢機能，上肢機能，膀胱機能，QOLとして意味付けされた．設問の因子負荷量に基づき各因子ごとの重症度スコアの計算式を作成したが，その際にスコアの最小値が0，最大値が100となるように係数も調整された．

最後に，本質問票の反応性を確認するため，治療前後で2回の調査を実施する第四次調査が実施された．治療による効果を患者自身に5段階で評価（改善，少し改善，不変，少し悪化，悪化）させ，各カテゴリーの治療前後の点数変動との相関を解析したところ，両者がよく一致すること，さらに20点以上の改善がminimally clinical important differenceであることも判明した．

こうして，8年間で5回の大規模調査と30回に及ぶ委員会での議論，統計専門家による膨大な解析を経て，最終的に日本整形外科学会頚部脊髄症評価質問票（Japanese Orthopaedic Association Cervical Myelopathy Evaluation Questionnaire：JOACMEQ）が完成した．その後，第三次B調査および第四次調査のデータを用いて，頚椎ヘルニアを含む頚髄症と頚椎後縦靱帯骨化症の疾患別にJOAスコアとの相関や治療反応性をみたところ，本質問票はJOAスコアともよく相関し，かつJOAスコアで評価不能であった頚椎機能やQOLを評価できることが確

認された．

　このように本評価法は，主観的ながらも科学的裏付けがあり，神経機能に加えて頚椎機能やQOLも評価可能という初期の目的をほぼクリアした，世界でも類をみない疾患特異的評価法である．本法が国内外で広く普及し，国際標準の評価法としての地位を確立することを祈念してやまない．

北里研究所病院整形外科
千葉一裕

4

JOABPEQ, JOACMEQ の信頼性・妥当性

　診断評価基準に限らず，一般的に，outcome に要求される要件として信頼性（reliability）と妥当性（validity）がある．簡単に言うと，妥当性は「知りたいことを測っている」，信頼性は「精度よく（正確に）測っている」かどうかであり，「妥当性あり≒知りたい値（真値）の近く（許容範囲内）の値が得られる」，「信頼性あり≒繰り返し測定に対してばらつきの少ない値が得られる」と解釈することができる．**図 1** に，妥当性，信頼性を概念的に示す．「近い」とか「ばらつきが少ない」というのは相対的な概念で，一律に定めることはできない．微細なものの質量の測定にはマイクログラム単位の精度が要求されるだろうし，乗用車の重さを測るのにグラム単位の誤差は意味をなさないことからも分かるであろう．妥当性・信頼性に加えて，治療成績を評価するためには，患者の症状の変化に伴って測定値が変化すること（反応性）も重要となる．

　妥当性（validity）が高いとは，「知りたいものが測れている」ということである．通常は絶対的な真値（gold standard）を基準として，真値に近い値が測れているかどうかで評価する．しかし，JOABPEQ，JOACMEQ では，「患者立脚」の立場から，「患者の満足度」や「患者の QOL（quality of life）」といった患者の主観に基づく抽象的（概念的）なものを測ろうとしているため，客観的な真値（gold standard）を設定することがむずかしく，基準値と比較して妥当性を評価することはできない．QOL については SF-36 のようにすでに確立されている「測定方法」が存在するが，これは QOL そのものを測定しているのではなく，複数の質問項目を集約して QOL の一側面を推測しているに過ぎない．測定は，それぞれの患者に思いを自由に話してもらうことが理想であるが，それを科学的に数

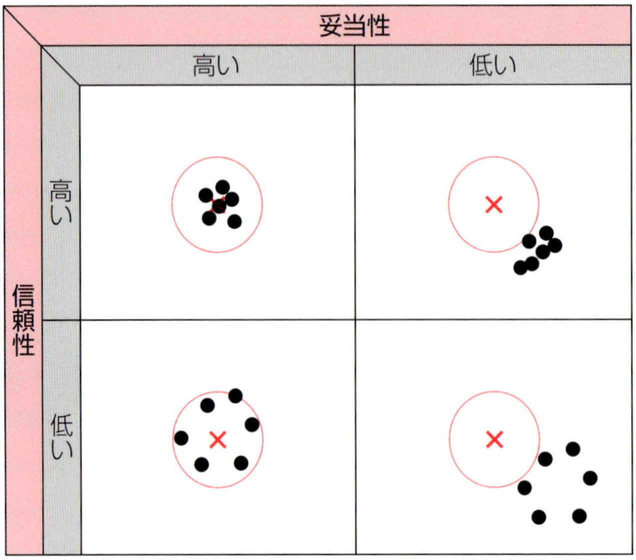

4. JOABPEQ, JOACMEQ の信頼性・妥当性

	妥当性	
	高い	低い
信頼性 高い	点が円内にあり集中している	点が円内になく集中している
信頼性 低い	点が円内にあるが集中していない	点が円内になく集中していない

左上	点が円内にある	妥当性が高い
	点が集中している	信頼性が高い
左下	点が円内にある	妥当性が高い
	点が集中していない	信頼性が低い
右上	点が円内にない	妥当性が低い
	点が集中している	信頼性が高い
右下	点が円内にない	妥当性が低い
	点が集中していない	信頼性が低い

図1 妥当性と信頼性の概念図

測定したい値（真値）を×で示す．点が円内にあることで「真値に近い値が観測された」ことを示す．

値化することは困難であるため，いくつかの質問項目とその回答選択肢を設定した質問票を用いた測定となる．

こういった場合，目的とする概念を把握するのに十分と考えられるだけの質問項目を列挙することにより，測定したい概念は測定できているはずであると考え，妥当性が確保されていると判断する．日本脊椎脊髄病学会診断評価等基準委員会の作業部会において検討を加えた結果，機能評価，心理評価を考慮し，腰痛疾患では60項目，頚髄症では77項目の質問項目を列挙し妥当性を確保した．臨床の場で使用するには，このように多くの質問を用いるのは適切ではないので，調査結果に基づいて妥当性を確保したまま質問項目を絞り込み，JOABPEQ は 25 項目，JOACMEQ は 24 項目の質問票となった．

このように，20以上の質問項目をもつ質問票を用いた測定の場合，調査結果そのままでは解釈は困難であるため，得られた情報を集約して解釈が容易な測定値（スコア，得点）に変換する必要がある．スコアは1つとは限らず，独立した複数個のスコアになることが多い．JOABPEQでは25項目の質問を5つのグループ「疼痛関連障害」，「腰椎機能障害」，「歩行機能障害」，「社会生活障害」，「心理的障害」に分類し，グループごとに1つの数値（スコア）を求める計算式を定めた．JOACMEQでは24項目の質問を5つのグループ「上肢機能」，「下肢機能」，「膀胱機能」，「頚椎機能」，「QOL」に分類し，グループごとに1つの数値（スコア）を求める計算式を定めた．ともに5つの重症度スコアに集約することができたが，これは5という数字を意識したわけではなく，たまたま一致したにすぎない．

　複数個のスコアが得られた場合，これらが独立しているということは重要であり，総合スコア（スコアの合計値）には意味がないことに注意しておく必要がある．たとえば，JOABPEQにおいて，「腰椎機能障害は20ポイント改善したが，社会生活障害が20ポイント悪化したため，トータルとして患者の症状に変化なし」というのはナンセンスであり，改善した部分，悪化した部分を個別に評価すべきである．質問項目をグループに分けた場合，内的整合性（internal consistency）を示す信頼性係数（Cronbachのα係数）が0.7程度以上が望ましい（極端に高い0.9以上だとかえって問題がある）とされている．JOABPEQ，JOACMEQの各グループにおいて，Cronbachのα係数は0.64〜0.81でまずまずと言える．

　信頼性（reliability）が高いとは，「だれが」，「いつ」，「どのように」測っても同じ値が得られるということである．もちろん「同じ」とはいってもある程度の測定誤差は許容する．通常，同じ測定者が同じ対象を複数回測定して同じ測定値が得られるかという測定者内の再現性と，複数の測定者が同じ対象を測定して同じ測定値が得られるかという測定者間の再現性に分けられる．JOABPEQ，JOACMEQは患者自記式の調査方法であるので，測定者間の再現性については考慮する必要はなく，同じ患者での2回の調査の再現性を確認することにより，信頼性を確認した．解析は，2回の調査の間で症状が変化していないと医師により判断された患者のみを対象とし，重症度スコアごとではなく，各質問項目ごとに一致度の指標であるκ係数を用いて評価した．すべての項目についてκ係数は「そこそこ」とされる0.4以上であり，κ係数の95%信頼区間の下限もほとんどの項目が0.4以上あり，信頼性は十分であることを確認した．

　さらに，治療を行うことにより，患者の症状が変化したことで，スコアの値が変化すること（反応性）もスコアの特性として重要である．実際に治療を行った患者について，治療の前後での各スコアの変化（2回目の調査のスコアの値から1回目の調査のスコアの値を引いた値）と，患者の感じた治療効果を調べたところ，患者本人が「少しよくなった」と感じた場合で，各スコアの改善量（2回の

4. JOABPEQ, JOACMEQ の信頼性・妥当性

調査のスコアの差)の中央値がほぼ20,「よくなった」と感じた場合ではそれ以上の改善を認めた．このことから，反応性も十分であることを確認した．

以上, JOABPEQ, JOACMEQ は科学的手順に基づいて策定された，患者立脚型の治療成績評価法となっている．

大阪市立大学大学院医学研究科推計学研究室
福井　充

5

JOABPEQ，JOACMEQ のダウンロードの仕方

　JOABPEQ，JOACMEQ の質問票，使用の手引き，Excel ソフトを用いた専用計算ソフトとマニュアルが，日本整形外科学会および日本脊椎脊髄病学会のホームページから無料でダウンロードできる．専用計算ソフトは設問の回答を入力するだけで JOABPEQ，JOACMEQ のスコアが計算され，総括的な評価の結果がグラフとして提示されるので視覚的に把握しやすい．また，患者がタッチパネルに触れるだけで質問票に回答でき，自動的に結果を計算するソフトも用意されており，ダウンロードして利用することができる．

JOABPEQ，JOACMEQ のダウンロード

　日本整形外科学会および日本脊椎脊髄病学会のホームページ（http://www.joa.or.jp/jp/index.html）または日本脊椎脊髄病学会のホームページ（http://www.jssr.gr.jp/jssr_web/html/index.html）の会員用ページに入った後に，質問票のページ〔（http://www.joa.or.jp/member/frame.asp?id1=1）または（http://www.jssr.ar.jp/jssr_web/member/html/second/second_joatool.htm）（2012 年 4 月現在）〕にアクセスし，それぞれの質問票をダウンロードして A4 サイズの用紙に印刷する．VAS の測定用スケールの左右幅が規定の 10 cm に印刷されない場合は，印刷の際にページの拡大／縮小の部分を「用紙に合わせる」に設定されていると拡大／縮小が勝手に行われて，作成したサイズと異なった出力になってしまうので，「なし」に設定

5. JOABPEQ，JOACMEQ のダウンロードの仕方

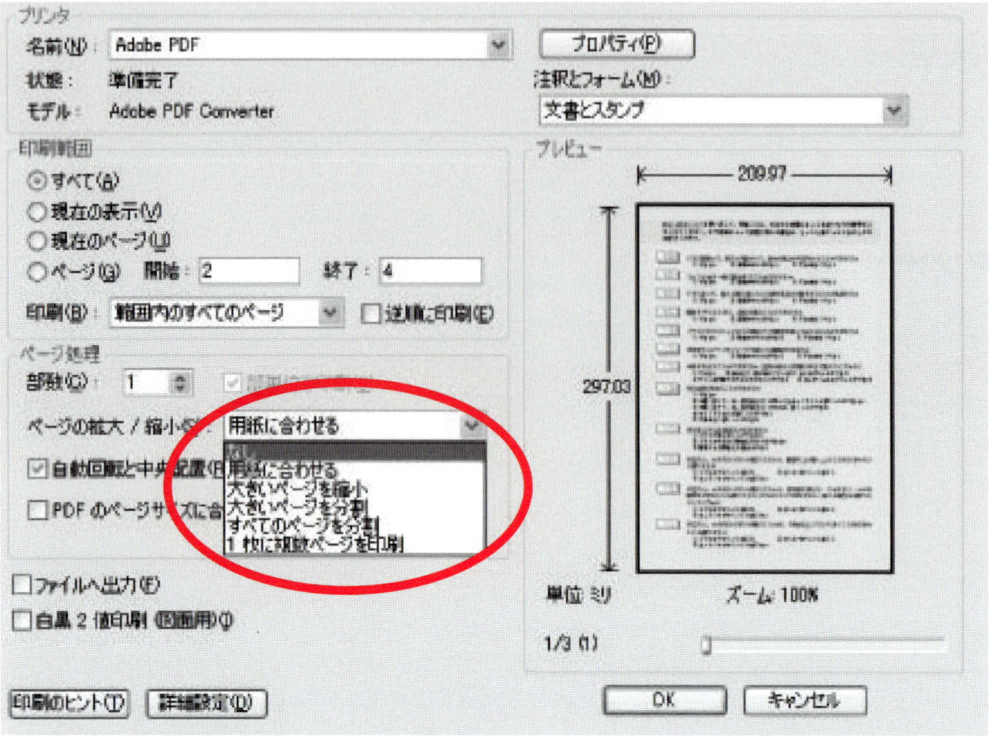

図1 質問票の印刷の仕方

して印刷をする（**図1**）．また使用上の手引きも同様にダウンロードして印刷できる．

Excel ソフトを用いた専用計算ソフトのダウンロード

　JOABPEQ/JOACMEQ 入力・計算システム（Windows 版 Ver.1.03）は，それぞれの質問票の結果の入力・計算をコンピュータ上で行うシステムで，質問票のダウンロードと同じ画面から入手できる．

a．計算シートの使用法

①1人につき2回（治療前と治療後など）入力できるようになっている．
②各設問に対する回答選択肢の番号を「回答番号」の列に入力すると，たとえば JOABPEQ の場合には，疼痛関連障害，腰椎機能障害，歩行機能障害，社会生活障害および心理的障害の各スコアの値が計算されると同時にレーダーチャートにも結果が示される（**図2**）．

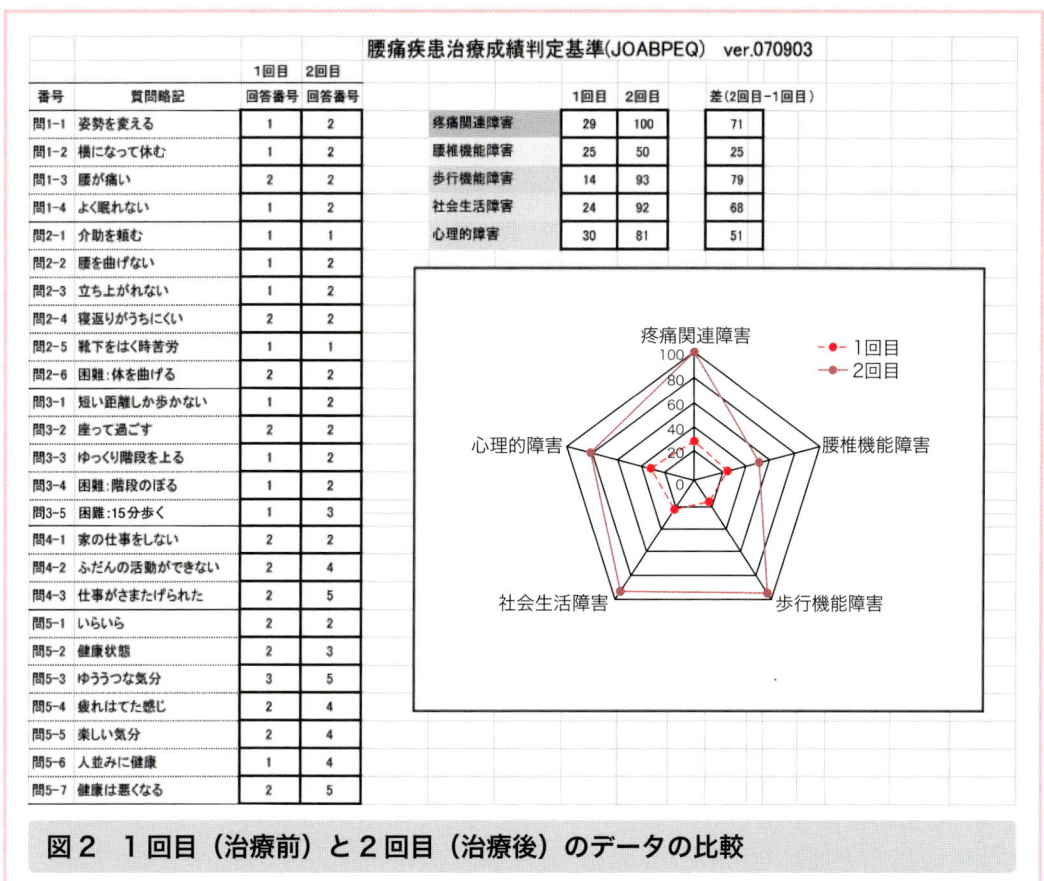

図2　1回目（治療前）と2回目（治療後）のデータの比較

③各スコアに対し，計算に必要な設問に対する回答が入力されない場合は，スコアの値は表示されない．

④2回分の入力を行った場合，2回目から1回目の値を引いた差も示される．ただし，1回目と2回目のいずれかのスコアが計算されていない場合には差は求められない．差が求められていないときには，1回目，2回目両方が入力されている項目のみから計算された差が参考値として表示される．

タッチパネル式入力・計算システム（Windows版 Ver.1.03）のダウンロード

本システムはJOABPEQ，JOACMEQの入力と計算をコンピュータ上で行うシステムである．入力はマウスまたはタッチパネルで行い，出力は画面上および通常使うプリンタで印刷される．

入力支援ソフトを開き，インストールプログラム（JOABPEQ_JOACMEQ_

5. JOABPEQ, JOACMEQ のダウンロードの仕方

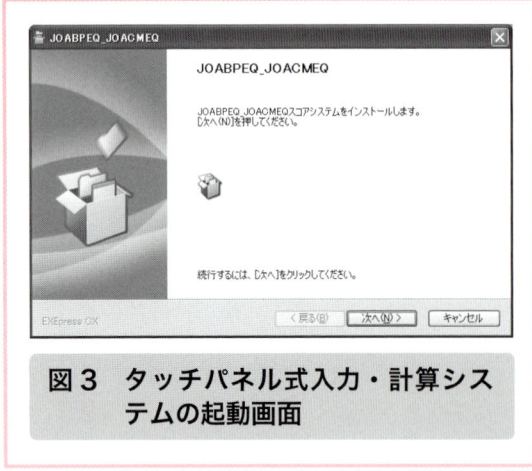

図3 タッチパネル式入力・計算システムの起動画面

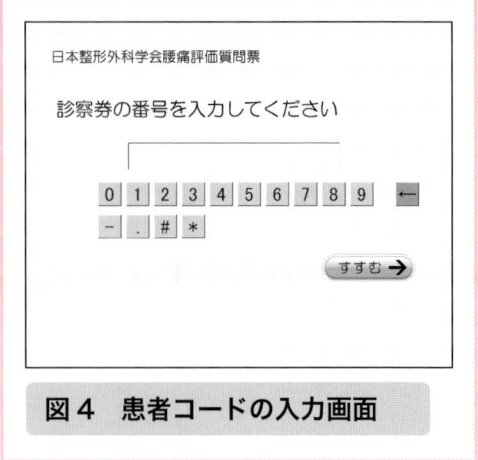

図4 患者コードの入力画面

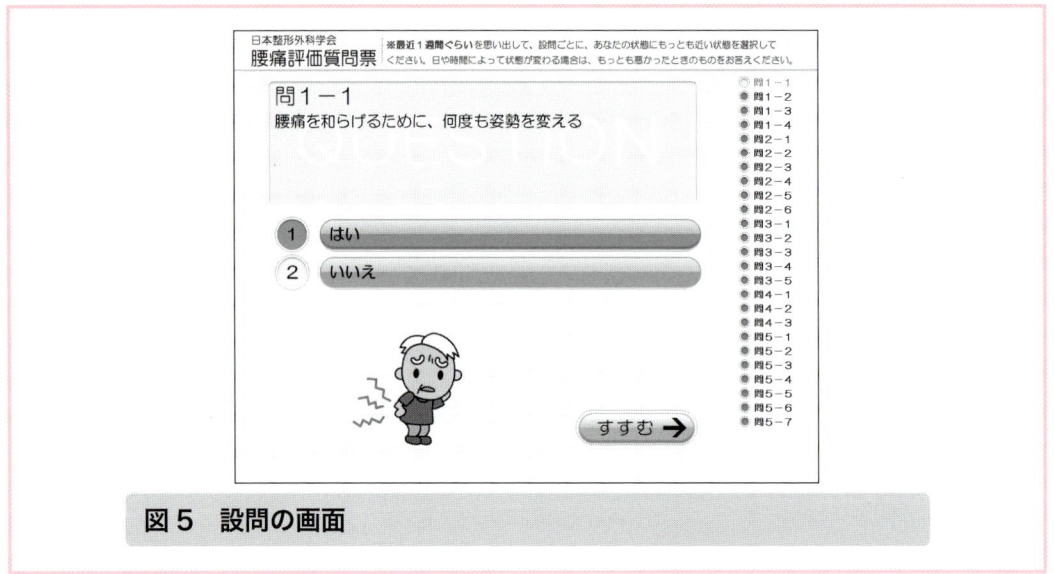

図5 設問の画面

v103.exe）を起動（ダブルクリック）すると，**図3**のような起動画面が表示される．

以降は，簡易マニュアルに示された手順に従い，インストールを終了する．

システムを起動すると初期画面が現れ，次いで患者コードの入力画面（**図4**）や設問の画面に移行し（**図5**），タッチパネル上の回答ボタンを押して先の設問に進む．途中で前の設問に戻りたい場合は「もどる」ボタンを押す．回答が終了するとJOABPEQ，JOACMEQ，VASの結果が画面上に表示され，印刷が可能である．記録されたデータは「マイドキュメント」の「JOA_data」というフォルダに「JOABPEQ.csv」「JOACMEQ.csv」のCSVファイルとして保存され，Excelソフトで開くことで内容が確認できる．

日本医科大学整形外科
宮本雅史

6

JOABPEQ 使用のための留意点

患者の記入・入力法

a. 紙媒体の JOABPEQ を使用する場合

　A4 用紙にコピーした JOABPEQ に患者 ID や日付などを記載したものを手渡し，外来の待ち時間などに記入してもらう．患者立脚型の QOL 評価なので，記入に際し医師の介入は行わない．回収した質問票は，電子カルテの場合はスキャナで取り込み保存する．紙カルテの場合は，カルテあるいはレントゲン袋など分かりやすい方法で保管しておく．

b. タッチパネル式 JOABPEQ 入力・計算システムを使用する場合

　このシステムは Windows のみで使用可能である．JOABPEQ の入力結果の計算，印刷，保存などが自動的に行われるため，紙媒体に比べ大幅に省力化が図れる．なお，使用法の詳細は，日本整形外科学会あるいは日本脊椎脊髄病学会のホームページにある質問票のページ（p13 の 5 章参照）を参照していただきたい．ここでは大まかな流れを解説する．本システムはタッチパネル専用の機器を用いなくとも通常の Windows PC とプリンタがあれば利用可能である．

　外来などに設置した Windows PC で本システムを立ち上げ，患者 ID を入力後，画面上に次々と 25 の質問項目が現れるので「はい」「いいえ」ボタンをマウスで

6. JOABPEQ 使用のための留意点

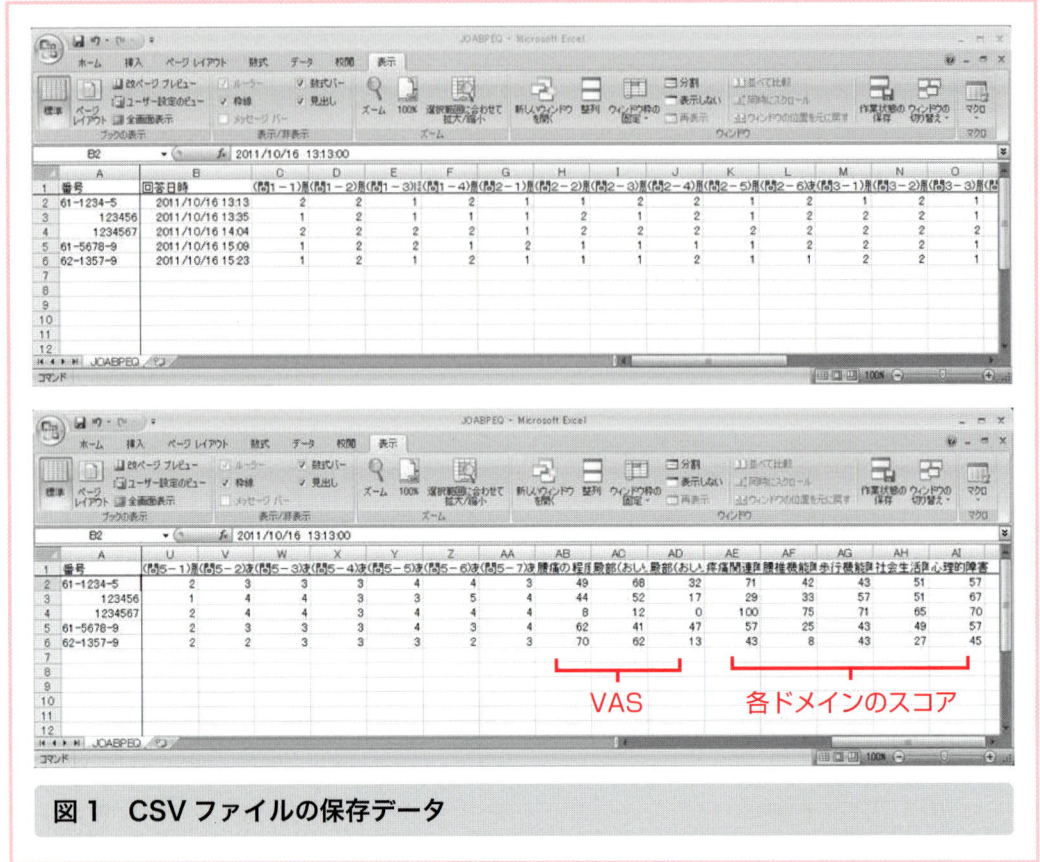

図1 CSV ファイルの保存データ

クリック後,「すすむ→」ボタンをクリックして回答していく.「問 5-7」を回答し終わると自動的に VAS 入力画面となるので,3つの VAS の該当するレベルをマウスでクリックし,「すすむ→」ボタンをクリックする.結果の画面が現れ,右端「番号」欄に患者 ID,「回答日時」欄に入力した年月日と時間が自動的に記録され,各ドメインのスコアとレーダーチャート(または棒グラフ)が表示される.また,番号欄でソートすると複数回の記録にも正確に対応できる.そこで「印刷開始」ボタンをクリックすると結果が印刷され,データは PC の「マイドキュメント」内の「JOA_data」フォルダに Excel ソフトで表示可能な CSV ファイルで保管される(図1).VAS と各ドメインのスコアの計算結果もすべて記録される.

印刷結果はカルテに保存する.外来などで入力を行うときは,デスクトップ PC 利用の場合は設置し入力を行うためのスペースを確保する必要がある.また,ノート PC 利用の場合は,待合室などで入力可能だが,プリンタとの無線 LAN 接続などの工夫を要し,記入環境や場所を考慮する必要がある.

データの入力・保存方法

a．紙媒体の JOABPEQ を使用する場合

　紙媒体の JOABPEQ は，回収しカルテに保管後に改めてデータを入力する必要がある．Excel ソフトで作成した入力支援ソフトをダウンロードし，入力していくが，この入力支援ソフトは利用施設でのカスタマイズは許されていないため，デフォルトのまま利用する．問 1-1 から順に手入力すると結果は自動的に計算され，レーダーチャートまで作成される．患者 1 例につき 1 ファイルとなるため，入力後は患者 ID・氏名などをファイル名として PC 上に保管していく．1 ファイルには 2 時点のデータを入力することができるが，3 時点目以降は別のファイル名で保存する必要がある．

　データの入力は臨床研究実施時に行うことも可能だが，膨大な時間を要するため，JOABPEQ はできる限り前向きに実施することを推奨する．すなわち，術前・術後 1 年・術後 2 年など施設や疾患により一定のプロトコールでデータを収集し，定期的に入力支援ソフトに入力する．理想的には入力専門の職員（研究助手など）を配置したいところである．また，質問票からの手入力になるので入力ミスの可能性などの問題もある．ただ，JOABPEQ の郵送による調査には紙媒体の質問票が必須である．

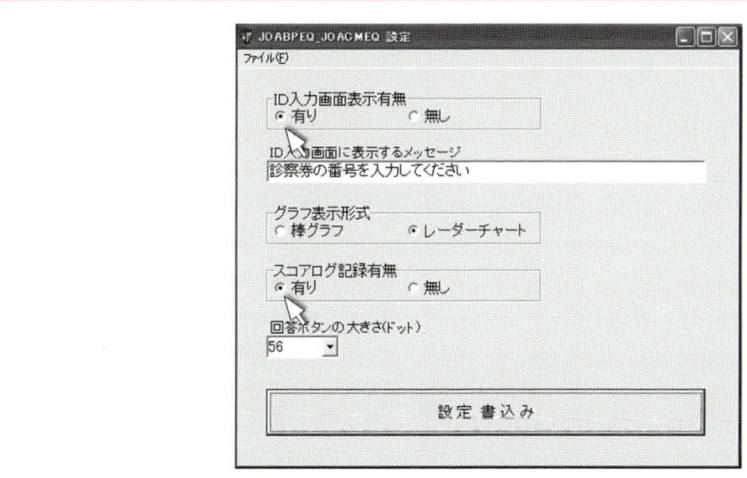

図 2　CSV ファイルで自動保存するための設定画面

6. JOABPEQ 使用のための留意点

b. タッチパネル式 JOABPEQ 入力・計算システムを使用する場合

　本システムでは，自動的に CSV ファイルが作成され，順次データは保存されていくため，大幅な省力化とデータの正確性が保持される．各患者データには患者 ID と入力日時が記録されるため，複数回のデータ採取にも正確に対応可能である．本システム使用時には，JOABPEQ_JOACMEQ 設定画面で，「ID 入力画面表示有無」を「有」，「スコアログ記録有無」を「有」にそれぞれ，チェックを入れておく必要がある（**図2**）．これにより患者 ID 入力された記録が CSV ファイルで自動保存されることになる．紙媒体での諸問題を解決するには，現時点では「タッチパネル式 JOABPEQ 入力・計算システム」の利用を推奨する．

獨協医科大学整形外科

種市　洋

7 JOACMEQ 使用のための留意点

患者の記入・入力法

a. 紙媒体の JOACMEQ を使用する場合

　日本整形外科学会が作成した頚髄症のための新しい評価方法 JOACMEQ は，自記式，つまり患者自身が記入するアンケート形式になっている．5〜10分あれば回答することができるので，診察の待ち時間などを利用して記入してもらうとよい．用紙の上部に「**最近 1 週間ぐらい**を思い出して記入する」と書いてあるので，この点だけはあらかじめ患者に周知しておいた方がよい．

　用紙は全部で 3 枚あり，1 枚目と 2 枚目に合計 24 の設問がある．各設問には 3〜5つの選択肢が用意されているので，当てはまるものに○をしてもらう．3 枚目は 4 つの症状についての VAS を記入するもので，当てはまるレベルの場所に印を付けてもらう．

　記入後の用紙は回収して，紙カルテ運用施設ではカルテに挟んでおく．電子カルテ運用施設ではスキャンして取りこむのが理想的ではあるが，人数が増えてくると手間もかかるのでスキャンしてもらえないようなら患者ファイルなどに挟んでおく．

7. JOACMEQ 使用のための留意点

b. タッチパネル式 JOACMEQ 入力・計算システムを使用する場合

まず Windows PC にソフトを取りこんで立ち上げておく．紙媒体の JOACMEQ より字が大きいので，高齢者には答えやすい．設問は 24 あり，1 つの設問が 1 つの画面に順に示されていく．患者自身がタッチパネルにタッチするか，マウスを使用して画面の選択肢の中で相当する部分をクリックする．選択肢をクリックした後，「すすむ→」ボタンをクリックしないと次の設問に移ることができない．最後は 4 つの症状についての VAS を記入する画面になり，VAS スコアの相当する部分をクリックすると結果の画面が現れ，各重症度スコアのスコアとレーダーチャート（または棒グラフ）が表示される．そこで「印刷開始」ボタンをクリックすると結果が印刷される．データは PC の「マイドキュメント」内の「JOA_data」フォルダに Excel ソフトで表示可能な CSV ファイルで保管される．このファイルには回答日時も記録されているので，万が一名前を記入し忘れた場合にも便利である．

外来などで入力を行う場合は，PC を設置し入力を行うためのスペースを確保する必要がある．また答えられない設問のところで止まってしまい，質問のためにスタッフが呼ばれる可能性も想定しておく必要がある．

データの入力・保存方法

a. 紙媒体の JOACMEQ を使用する場合

5 つの重症度スコアは 0〜100 ポイントの値をとり，値が大きいほど良好な状態であることを示す．しかし各設問へのポイントは均等ではなく，重み付けがなされている．たとえば，問 1-1 から問 1-4 の 4 つの設問（頚椎機能）では，計算式は，

$$(問\ 1\text{-}1 \times 20 + 問\ 1\text{-}2 \times 10 + 問\ 1\text{-}3 \times 15 + 問\ 1\text{-}4 \times 5 - 50)$$

となっており，問 1-1 がもっとも重要視されていることが分かる．この計算を自動的にやってくれる入力支援ソフトはダウンロードで取りこむことができるが，当然ながら紙媒体に書かれた内容は問 1-1 から順に手入力する必要がある．また，（タッチパネル式 JOACMEQ とは異なり）患者 1 例につき 1 ファイルとなるため，入力後は患者 ID・氏名などをファイル名として PC 上に保管していく．1 ファイルには 2 時点のデータを入力することができるが，3 時点目以降は別のファイル

名で保存する必要がある．

b．タッチパネル式 JOACMEQ 入力・計算システムを使用する場合

　まず JOACMEQ 設定画面で，「ID 入力画面表示有無」を「有」，「スコアログ記録有無」を「有」にそれぞれチェックを入れておく必要がある．これにより患者 ID 入力された記録が CSV ファイルで自動保存される．各患者データには患者 ID と回答日時が記録されるため，複数回のデータ採取にも正確に対応可能である．

大阪厚生年金病院脊椎外科
細野　昇

8 解析の方法・注意点

1症例についての評価

a．評価の方法

　JOABPEQ，JOACMEQでは，5つの重症度スコア（ドメイン）を評価するが，その各スコアはそれぞれ0〜100ポイントの値を取り，値が大きいほど良好な状態であることを示す．また，その評価する5つの重症度スコアは1つずつ独立して解析し，5つ全部もしくはその一部を合計した値は意味を持たないので，合計値は用いない．

b．「効果あり」の判定

　治療前後のように2つの時点で調査を行い，その**獲得点数（治療後スコア－治療前スコア）**で治療効果を確認する際には，
① 獲得点数が20ポイント以上上昇している場合，すなわちスコアが20ポイント以上増加した場合
② 治療前のスコアの値が90ポイント未満であり，かつ治療後のスコアの値が90ポイント以上の値に達した場合
　上記の①，②のいずれかを満たす場合には，「効果あり」と判定する．

2群間の比較

a. 対象症例

まず，治療前のスコアの値が90ポイント以上，かつ治療後のスコアの値が90ポイント以上である症例を解析対象から除外し，残りを対象症例とする．

b. ある時点（たとえば治療前など）においての群間の有意差検定

Mann-WhitneyのU検定（両側検定*）を使用する．その際，評価する5つの項目は，それぞれ独立して比較する．

c. 群間の治療効果を比較

- 「効果あり，なし」で検定したい場合（**有効率**）

　まず，獲得点数（治療後スコア－治療前スコア）が20ポイント以上増加，または治療後のスコアの値が90ポイント以上の症例を「効果あり」とし，「効果ありの症例数÷対象症例数」で有効率を算出する．そして，有効率の検定は，2×2 分割表を作って χ^2 検定**（両側検定*）を行う．

- 獲得点数で検定したい場合（**獲得量**）

　JOABPEQでは「個人ごとの獲得点数」については正規分布とみなして解析してよいが，JOACMEQでは正規分布とみなしてはならない．そこで，JOABPEQの検定にはt検定（両側検定*）を，JOACMEQの検定にはMann-WhitneyのU検定を用いる．また，「治療前において『一時点での集団の群間比較』では有意差なし．治療後において『一時点での集団の群間比較』では有意差あり．したがって，群間で治療効果に有意差あり」とするのは誤りであり，必ず「個人ごとの獲得点数」を用いて評価すべきである．

補足メモ

＊両側検定，片側（上側）検定のいずれを使うべきか？

　一般に，両側検定より片側検定では有意差が出やすいと言える．雑誌のレフリーによっては，「両側検定でないとダメ」という方もいる．そのため，「標準手法」として，両側検定を推奨したい．

✳︎✳︎ χ^2検定

2×2分割表あるいはm×2分割表の検定にはχ^2検定を用いるのが一般的であるが，例数が少ない場合にはFisherの正確確率法を用いるのが適切である．χ^2検定を用いる目安は，分割表のすべてのセルの値が5以上のときである．

結果を有効率でみるのか，獲得量でみるのか

一般的には，有効率でみても，獲得量でみてもそれほど結果は異ならないが，どのような場合に違いが出てくるのか，次の極端な3つの例をみていただきたい．

例1

A群		
症例No.	獲得点数	効　果
1	20	有効
2	20	有効
3	20	有効
4	20	有効
5	20	有効
6	20	有効
7	20	有効
	平均20,中央値20	有効率100%

B群		
症例No.	獲得点数	効　果
1	17	無効
2	18	無効
3	19	無効
4	20	有効
5	21	有効
6	22	有効
7	23	有効
	平均20,中央値20	有効率57%

例2

A群		
症例No.	獲得点数	効　果
1	30	有効
2	31	有効
3	32	有効
4	33	有効
5	34	有効
6	35	有効
7	36	有効
	平均33,中央値33	有効率100%

B群		
症例No.	獲得点数	効　果
1	20	有効
2	21	有効
3	22	有効
4	23	有効
5	24	有効
6	25	有効
7	26	有効
	平均23,中央値23	有効率100%

8. 解析の方法・注意点

例3

A群		
症例No.	獲得点数	効　果
1	10	無効
2	11	無効
3	12	無効
4	13	無効
5	14	無効
6	15	無効
7	16	無効
	平均13, 中央値13	有効率0%

B群		
症例No.	獲得点数	効　果
1	0	無効
2	1	無効
3	2	無効
4	3	無効
5	4	無効
6	5	無効
7	6	無効
	平均3, 中央値3	有効率0%

例1：有効率で比較するとA群の方が優れているが，獲得量には差は出ない．

例2，例3：有効率で比較すると差は出ないが，獲得量で比較するとA群の方が優れているという例になっている．

　有効率の比較は，患者を「有効であった者」「効果がなかった者」に分け，その分布の違いを比較するものである．一方，獲得量の比較は，群ごとに改善量の中心的値（平均や中央値）の違いを比較している．観点が異なるので，結果が異なる可能性がある．いずれが正しいと言えるものではなく，どちらもが正しい．一方からの見方が異なれば「違う」と主張できる．ただ，その違いがどのような原因によるものかは十分に考察しておく必要はあるだろう．

3群間以上の比較

a．対象症例

　まず治療前のスコアの値が90ポイント以上，かつ治療後のスコアの値が90ポイント以上である症例を解析対象から除外し，残りを対象症例とする．

b．ある時点（たとえば治療前など）においての群間の有意差検定

　Kruskal-Wallis検定を使用する．その際，評価する5つの項目はそれぞれ独立して比較する．

c．3群間の治療効果を有意差検定

・「効果あり，なし」で検定したい場合（**有効率**）

　　獲得点数（治療後スコア－治療前スコア）が20ポイント以上増加，または治療後のスコアの値が90ポイント以上の症例を「効果あり」とし，「効果ありの症例数÷対象症例数」で有効率を算出する．そして，有効率の検定は，m×2分割表を作ってχ^2検定を行う．

・獲得点数で検定したい場合（**獲得量**）

　　JOABPEQでは「個人ごとの獲得点数」については正規分布とみなして解析してよいが，JOACMEQでは正規分布とみなしてはならない．そこで，JOABPEQでは一元配置分散分析により一様性の検定を行い，一様性が認められない場合には群間を多重比較（Tukey法など）で検定する．JOACMEQではKruskal-Wallis検定により一様性の検定を行って，一様性が認められない場合には群間検定のために多重比較（Steel-Dwassの検定など）を行う．Steel-Dwassの検定が，手元の統計パッケージで計算できない場合には，Mann-WhitneyのU検定（両側検定）を2群ごとに用い，Bonferroniの補正で対応する方法もある．

四日市社会保険病院整形外科
森下浩一郎
三重大学大学院医学系研究科脊椎外科・医用工学
笠井裕一

9 JOABPEQ の使用例

a 腰椎椎間板ヘルニア症例

症　例

45歳女性，事務職．

主　訴

左殿部から下肢にかけての疼痛と歩行困難．

現病歴

約3ヵ月前より左下腿外側の疼痛が出現し，歩行困難がみられるようになり，2週間前より左下腿の筋力低下が出現したため，手術目的で入院した．

身体所見など

深部反射：正常
感覚：左L5神経根領域の感覚鈍麻
筋力：左前脛骨筋 manual muscle testing（MMT）3，長母趾伸筋 MMT 3
SLRテスト：左45°にて陽性，右は陰性
膀胱直腸障害：認めない

9. JOABPEQ の使用例

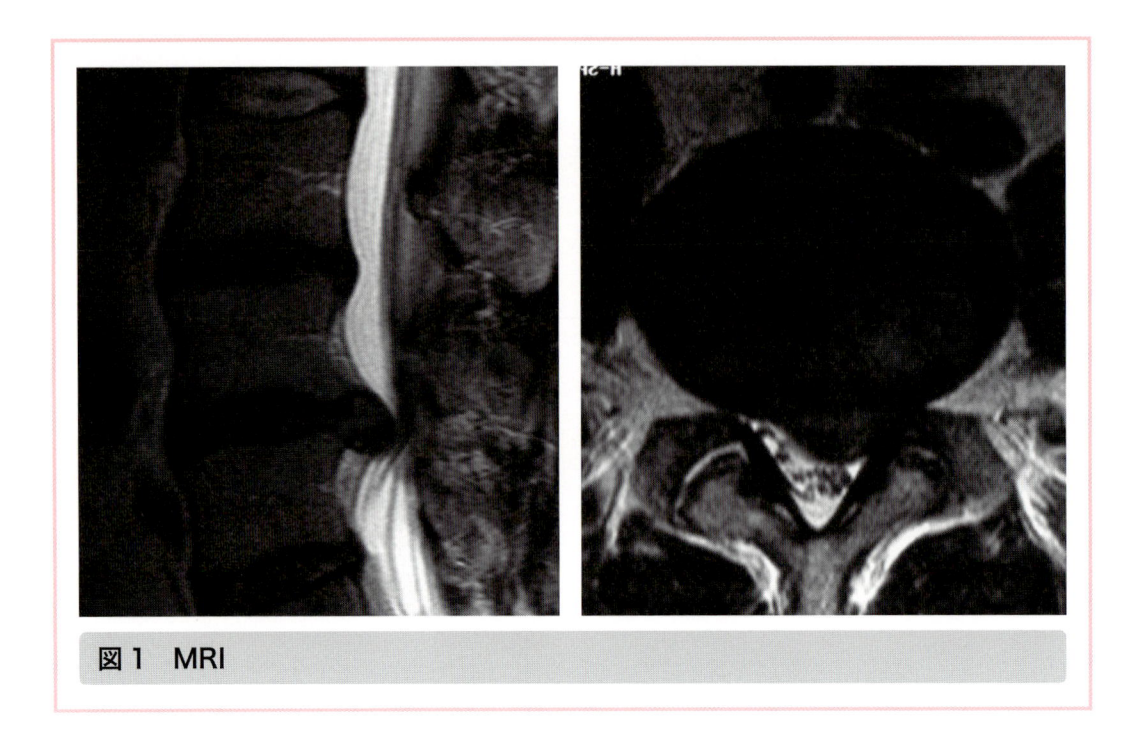

図1　MRI

術前画像

　　MRIでは，L4/5左後外側にヘルニア腫瘤がみられた（**図1**）．

手　術

　　L4/5左側のLove法を施行した．

術後経過

　　腰殿部の疼痛と下肢痛は消失（**表2**）し，術後3週間で職場復帰が可能となり，経過良好である．

レーダーチャート

　　表1の評価をもとにレーダーチャートを作成した（**図2**）．

表1 JOABPEQ

	術前	術後1年	獲得点数	効果あり*
疼痛関連障害	43	100	57	○
腰椎機能障害	25	100	75	○
歩行機能障害	21	100	79	○
社会生活障害	46	100	54	○
心理的障害	53	80	27	○

表2 JOABPEQ VAS スコア

	術前	術後1年
腰痛の程度	80	0
殿部（おしり）・下肢痛の程度	82	0
殿部（おしり）・下肢のしびれの程度	0	0

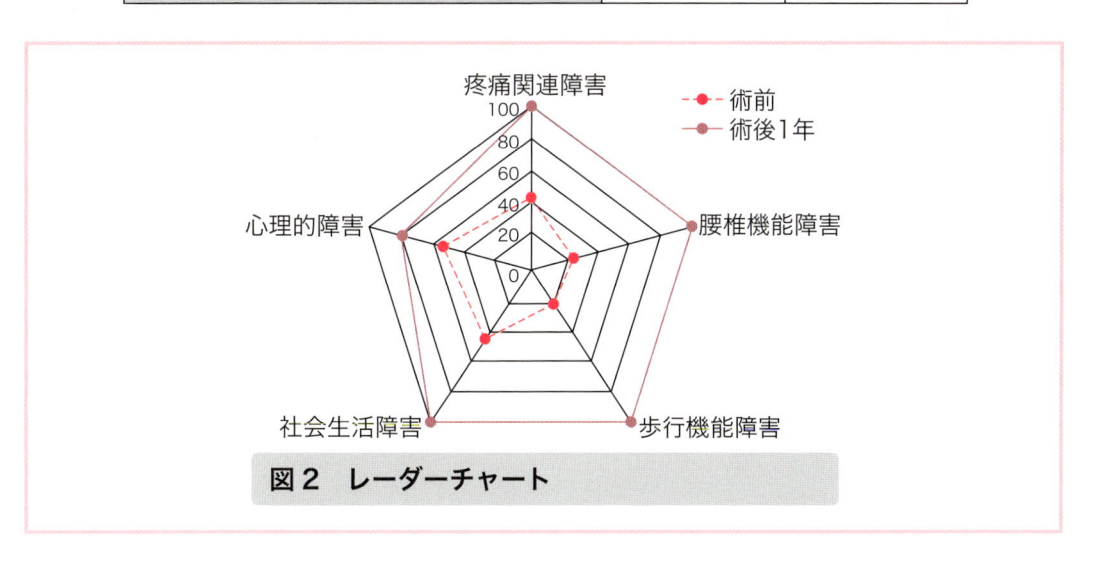

図2 レーダーチャート

*JOABPEQ の「効果あり」判定

治療効果について［治療前後のように2時点で調査を行い，その治療後スコア－治療前スコア（獲得点数）で効果を確認する場合］は，個人ごとに，
①獲得点数が20ポイント以上の上昇している場合
②治療前のスコアの値が90ポイント未満であり，かつ治療後のスコアの値が90ポイント以上の値に達した場合
の①，②のいずれかを満たす場合には，「効果あり」と判定する．

9. JOABPEQ の使用例

表3　JOABPEQ の項目の術前・術後の点数（問5のみ）

番　号	質問略記	術前回答（点）	術後回答（点）
問 5-1	いらいら	2	2
問 5-2	健康状態	2	4
問 5-3	ゆううつな気分	4	5
問 5-4	疲れはてた感じ	3	5
問 5-5	楽しい気分	4	4
問 5-6	人並みに健康	2	3
問 5-7	健康は悪くなる	2	2

本例の考察

　本例は，L4/5 レベルの椎間板ヘルニア症例であり，手術後3週間で職場復帰した．術後経過は良好であり，3つの VAS スコア（**表2**）でも腰下肢痛の改善が明らかで，医療側の満足度は高く，日本整形外科学会腰痛疾患治療成績判定基準（JOA スコア：29点法）では術前6点が術後1年で28点まで改善し，改善率（平林）は95.7%であった．

　JOABPEQ の評価でも，疼痛関連障害，腰椎機能障害，歩行機能障害，社会生活障害が100ポイント（満点）に改善した．心理的障害の項目は27ポイントの改善が認められ，いずれの項目でも術後スコア－術前スコア（獲得点数）が20ポイント以上であることから，手術は「効果あり」と判定された．

　心理的障害に関する評価の中で手術後に2ポイント以上改善したのは，健康状態（問 5-2），疲れはてた感じ（問 5-4）の項目であった（**表3**）．このことは手術前の疼痛および麻痺症状がかなりの精神的ストレスになっていたことを示しており，手術による身体的症状の改善が精神的状態の改善に繋がっていた．このような心理的障害の評価は，従来の JOA スコアには含まれない項目であり，患者立脚型評価である JOABPEQ の長所である．しかし，JOABPEQ では腰痛と下肢痛の変化を区別して評価することができないことと，設問のポイント数を単純に合計して判断するシステムではないため，3つの VAS 評価を漏らさずに行うことが総合評価を行う上では肝要である．

富山大学医学部人間科学
金森昌彦

9 JOABPEQ の使用例

b JOABPEQ の 2 群間の比較例

　2群間の比較を行う例を，腰椎変性すべり症に対する除圧固定術において，脊椎インストゥルメンテーション使用群と非使用群の2群の治療効果を比較する場合を用いて解説する．腰椎変性すべり症20例に対し，脊椎インストゥルメンテーション使用の除圧固定術を10例（以下，使用群），脊椎インストゥルメンテーション非使用の除圧術を10例（以下，非使用群）に施行し，術前および術後1年の時点での状態を，JOABPEQを用いて評価した．次いで両術式の間に治療効果に違いがあるか，有意水準を5%未満に設定して解析した．ここでは，腰椎機能障害について例示する．

　腰椎機能障害の術前，術後1年，治療による変化（術後−術前の値，獲得点数）の各スコアを表1に示す．解析に進む前に，まず解析対象を明確にする．術前・術後とも90ポイント以上の症例（すなわち術前から機能障害は軽く，術後も軽いままの症例）を解析対象から除外する．表1の場合，非使用群の症例No.4が除外される．したがって，腰椎機能障害に関しては使用群10例，非使用群9例が解析の対象となる．解析には獲得点数を用い，「効果あり」は20ポイント以上の改善あるいは術後スコアが90ポイント以上とされているので，使用群では症例No.1・3・5・7・9・10の6例，非使用群では症例No.1・2・5・6・7の5例が「効果あり」と判定される．ここで，各群の有効率は（「効果あり」と判断された個人の数）÷｛(集団を構成する個人の数)−(治療前からスコアの値が90ポイント以上，かつ治

9. JOABPEQ の使用例

表1　腰椎機能障害に関するデータ

a. 脊椎インストゥルメンテーション使用群

症例No.	術前	術後	獲得点数	治療効果の評価
1	58	92	34	効果あり
2	83	25	-58	無効
3	8	100	92	効果あり
4	83	83	0	無効
5	0	58	58	効果あり
6	83	83	0	無効
7	42	100	58	効果あり
8	75	50	-25	無効
9	33	83	50	効果あり
10	83	100	17	効果あり

b. 脊椎インストゥルメンテーション非使用群

症例No.	術前	術後	獲得点数	治療効果の評価
1	42	75	33	効果あり
2	75	92	17	効果あり
3	42	50	8	無効
4	100	100	0	除外
5	33	58	25	効果あり
6	58	100	42	効果あり
7	42	83	41	効果あり
8	58	50	-8	無効
9	83	83	0	無効
10	50	50	0	無効

療後のスコアの値が90ポイント以上である者の数)｝と定義されるが，分かりやすく言えば，「効果あり」の症例数÷解析対象となった症例数 で算出される．すなわち，使用群の有効率は 6÷10 = 0.6，非使用群の有効率は 5÷9 = 0.56 となる．

治療前の2群間の比較

使用群と非使用群の2群間において，腰椎機能障害の術前の点数に差がないか否か，Mann-Whitney の U 検定を用いて検討してみると，$p = 0.666$ であり，2群間に有意差を認めない．

有効率の2群間比較

下表のように，2×2分割表を作って検定*を行うと，$p = 1.000$ となり，治療の有効率に関して2群間に有意差はみられなかった．

	効果あり	無効	計
使用群	6	4	10
非使用群	5	4	9

＊2×2分割表の検定における注意点

2×2分割表の検定は，例数が十分多い場合には正規分布に近似し，χ^2検定を用いるが，例数が少ない場合には，近似の精度が悪いため，χ^2検定ではなくFisherの正確確率法を用いる．上記P値はFisher法でのP値である．χ^2検定を用いる目安は，2×2分割表の4つのセルの数値がすべて5以上となることである．

獲得量の2群間比較

解析対象症例（使用群10例，非使用群9例）について，腰椎機能障害の術前後のスコアの差（獲得点数）を求め，正規分布を前提としてt検定＊＊を行うと，$p = 0.758$となり，使用群と非使用群の間に治療成績に有意差を認めない．

＊＊t検定における注意点

t検定には，2群の分散がほぼ等しいことを仮定するStudentのt検定と，分散についての仮定を置かないWelchのt検定がある．2群の症例数がほぼ等しい場合には分散にかかわらずStudentのt検定を用いて差し支えないとされており，この例ではStudentのt検定を用いてP値を計算している．

この例では，分散が5倍以上異なるが，Welchのt検定を用いた場合のP値は0.750であり，さほど変わらないところからもStudentのt検定で差し支えないことが分かる．

他の4項目の解析結果

同様に，疼痛関連障害，歩行機能障害，社会生活障害，心理的障害の各項目について，項目ごとに使用群，非使用群の2群間の治療効果（有効率，獲得量）に有意差があるか，2×2分割表の検定およびt検定を用いて検討した．その結果，これらの4つの項目において，治療効果（有効率，獲得量）に有意差はみられなかった（**表2**）．

9. JOABPEQ の使用例

表2　全項目の解析結果

	有効率の2群比較	獲得量の2群比較
疼痛関連障害	p=0.664	p=0.782
腰椎機能障害	p=1.000	p=0.758
歩行機能障害	p=0.500	p=0.724
社会生活障害	p=0.709	p=0.766
心理的障害	p=0.675	p=0.822

　脊椎インストゥルメンテーション使用群と非使用群の2群間において，5つの項目のすべてで，治療効果（有効率，獲得量）に有意差はみられなかった．

　以上より，腰椎変性すべり症に対し脊椎インストゥルメンテーション使用例と非使用例を10例ずつに施行し，術前と術後1年の時点でJOABPEQを用いて治療効果を解析した結果，疼痛関連障害，腰椎機能障害，歩行機能障害，社会生活障害，心理的障害のいずれの項目においても，2群間で治療効果に差を見出せなかった．

函館中央病院 脊椎センター
金山雅弘

9 JOABPEQ の使用例

c　JOABPEQ の 3 群間の比較例

　3 群以上の比較を行う例として，腰部脊柱管狭窄症における病型の違いによる治療効果を比較する場合を想定して解説する．

　腰部脊柱管狭窄症の根型 10 例，馬尾型 10 例，混合型 10 例に対して除圧術を行い，術前および術後 1 年の時点で JOABPEQ を用いて評価し，根型，馬尾型，混合型の 3 群間で獲得量に違いがあるかについて解析した．ここでは，社会生活障害の項目で例示する．

　社会生活障害の術前，術後 1 年，治療による変化（術後 − 術前の値，獲得点数）の各スコアを表 1 に示す．治療成績の解析には，獲得点数を用いる．解析対象から除外するものは，「治療前」，「治療後」ともに 90 以上の場合であるが，この検討での除外例はなく，10 例すべてが解析の対象となる．

治療前の 3 群間比較

　根型，馬尾型，混合型の 3 群間の術前の点数に有意差があるかどうか，Kruskal-Wallis 検定を用いて検討してみると，$p = 0.118$ であり，3 群間に有意差があるとは言えない*．

9. JOABPEQ の使用例

表1 社会生活障害

a. 根型

症例No.	術前	術後	獲得点数	効果の評価
1	51	70	19	無効
2	8	57	49	効果あり
3	24	92	68	効果あり
4	30	92	62	効果あり
5	27	78	51	効果あり
6	30	92	62	効果あり
7	24	86	62	効果あり
8	0	100	100	効果あり
9	19	51	32	効果あり
10	51	100	49	効果あり

b. 馬尾型

症例No.	術前	術後	獲得点数	効果の評価
1	38	65	27	効果あり
2	32	38	6	無効
3	32	100	68	効果あり
4	73	92	19	効果あり
5	49	46	-3	無効
6	35	43	8	無効
7	38	100	62	効果あり
8	3	22	19	無効
9	51	57	6	無効
10	51	78	27	効果あり

c. 混合型

症例No.	術前	術後	獲得点数	効果の評価
1	30	51	21	効果あり
2	24	65	41	効果あり
3	30	38	8	無効
4	76	59	-17	無効
5	32	51	19	無効
6	8	86	78	効果あり
7	51	51	0	無効
8	46	73	27	効果あり
9	11	100	89	効果あり
10	51	100	49	効果あり

＊ 補足メモ

　　$p = 0.118$ は有意水準を5%として有意差があるとは断定できないP値であるが，まったく差がないとも言い切れない水準である．$0.05 < p < 0.2$ はグレーゾーンである．

獲得量の3群間比較

　　術前後のスコアの差（獲得点数）を求め，正規分布を前提とした群間比較の解

表2 各項目の解析結果

	獲得量の3群間比較
疼痛関連障害	$p=0.120$
腰椎機能障害	$p=0.740$
歩行機能障害	$p=0.236$
社会生活障害	$p=0.036$*
心理的障害	$p=0.348$

＊Tukey法による多重比較にて，根型と馬尾型の間に有意差（$p<0.05$）あり．

析を行う．まず，3群の一様性の検定を一元配置分散分析を用いて行うと$p=0.036$となり，一様性が否定される．そこで，さらに多重比較（Tukey法）で解析すると，根型と馬尾型の間は$p=0.036$，根型と混合型の間は$p=0.133$，馬尾型と混合型の間は$p=0.803$となる．根型と馬尾型の間に5％未満の有意水準で差がみられ，除圧術によって根型の患者では馬尾型の患者より社会生活障害が有意に改善したことが示された．

他の4項目の解析結果

同様に，疼痛関連障害，腰椎機能障害，歩行機能障害，心理的障害の各項目について，項目ごとに根型，馬尾型，混合型の獲得量に有意差があるかどうか，一元配置分散分析を用いて調べたところ，これら4つの項目には，有意差が認められなかった（**表2**）．なお，獲得量について一様性が否定されなかったので，多重比較は行っていない．

以上より，今回，腰部脊柱管狭窄症の根型10例，馬尾型10例，混合型10例に対して除圧術を行い，術前および術後1年の時点でJOABPEQを用いて解析した結果，術後の社会生活障害の獲得量において，根型と馬尾型の2群間に有意差がみられた．

山口大学医学部整形外科
加藤圭彦

10 JOACMEQ の使用例

a 頚髄症例

症例

69 歳男性．

主訴

歩行障害，手指の巧緻運動障害．

現病歴

約1年前より，徐々に歩行困難がみられるようになり，両手指の巧緻運動障害も出現したため，手術目的で入院した．

身体所見など

深部反射：両上肢亢進，両下肢亢進
病的反射：Hoffmann 反射陽性（両側），Babinski 反射陰性
感　覚：両側の C6/7 神経領域の感覚鈍麻
筋　力：両上肢 manual muscle testing（MMT）4，両下肢 MMT 5
膀胱直腸障害：頻尿

10. JOACMEQ の使用例

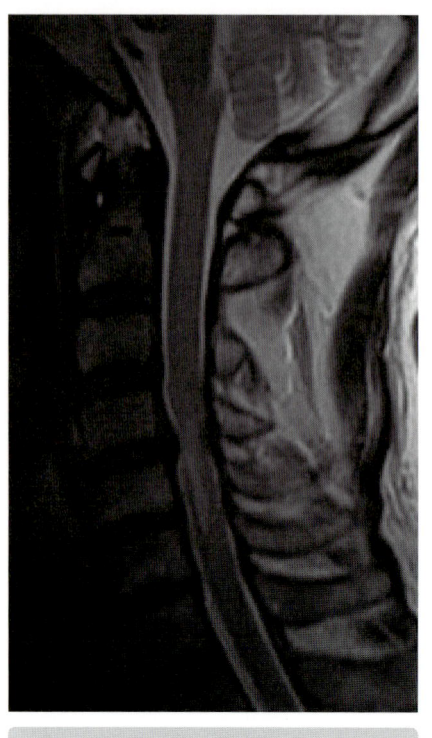

図1 MRI T2 強調像

術前 MRI

C4/5 での狭窄を認め，T2 強調像で脊髄の輝度変化を認める（**図1**）．

手　術

C3 から C6 の正中縦割式椎弓形成術を施行した．

術後経過

痙性歩行は軽快し，手指の巧緻運動障害は改善したが，手指のしびれ（**表2**）は残存した．

レーダーチャート

表1 の評価をもとにレーダーチャートを作成した（**図2**）．

表1 JOACMEQ

	術前	術後1年	獲得点数	効果あり*
頚椎機能	50	100	50	○
上肢機能	79	95	16	○
下肢機能	59	86	27	○
膀胱機能	75	88	13	×
QOL	32	61	29	○

表2 JOACMEQ VASスコア

	術前	術後1年
くびや肩に痛みやこりがある	38	28
胸を締め付けられるような感じがある	15	16
腕や手にしびれがある	75	13
腕から足先にかけて痛みやしびれがある	15	16

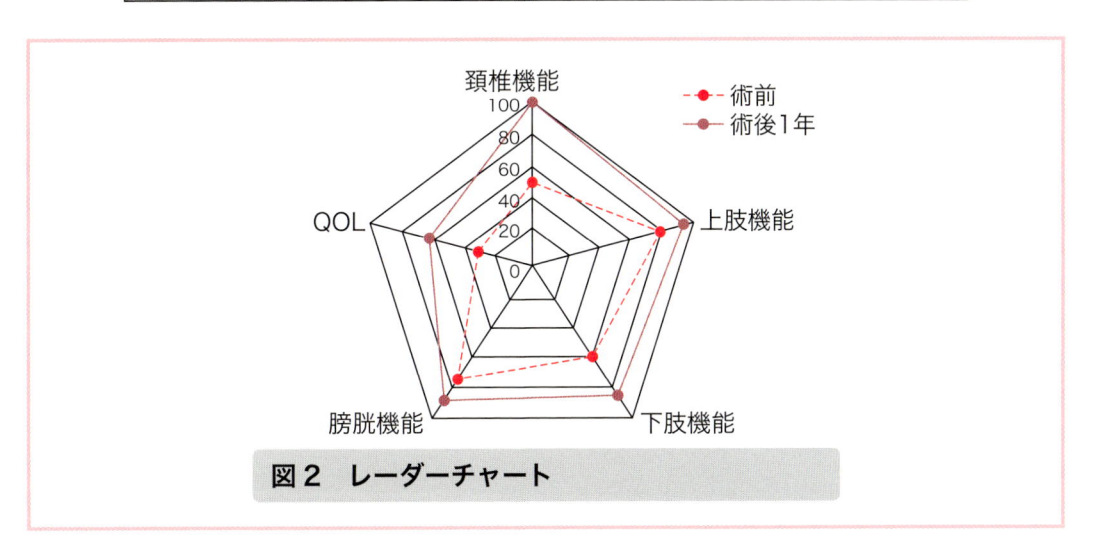

図2 レーダーチャート

＊JOACMEQの「効果あり」判定

治療効果について［治療前後のように2時点で調査を行い，その治療後スコア－治療前スコア（獲得点数）で効果を確認する場合］は，個人ごとに，
①獲得点数が20ポイント以上の上昇している場合
②治療前のスコアの値が90ポイント未満であり，かつ治療後のスコアの値が90ポイント以上の値に達した場合
の①，②のいずれかを満たす場合には，「効果あり」と判定する．

10. JOACMEQ の使用例

表3　JOACMEQ の項目の術前・術後の点数（問5のみ）

番　号	質問略記	術前回答（点）	術後回答（点）
問 5-1	健康状態	1	3
問 5-2	ふだんの活動ができない	2	4
問 5-3	仕事がさまたげられた	3	3
問 5-4	ゆううつな気分	3	4
問 5-5	疲れはてた感じ	2	4
問 5-6	楽しい気分	3	3
問 5-7	人並みに健康	2	3
問 5-8	健康は悪くなる	2	3

本例の考察

　本例は，C4/5 レベルの脊髄症の症例であり，頸椎椎弓形成術によって症状が軽快し，術後経過は良好であり，医療側の満足度は高く，JOA スコア 17（-2）点法では，術前 10 点，術後 1 年で 15.5 点であり，改善率（平林）は 78.6％であった．

　JOACMEQ 評価では，頸椎機能，下肢機能と QOL は，獲得点数が 20 点以上であり，「有効」と判定された．また上肢機能は，獲得点数が 16 点で，20 点に満たなかったが，術後点数が 90 点以上であったため，「有効」と判定された．また 4 つの VAS スコアでは，体幹および四肢の痛みやしびれについて，術前後の変化を容易に読み取ることができた．

　主治医の感想として，本例は麻痺の改善が非常によく，経過良好例と位置づけていた症例であったが，レーダーチャートから QOL の低値と膀胱直腸障害の残存を再認識させられ，患者立脚型評価 JOACMEQ の価値を見出すことができた．とくに QOL の評価（**表3**）では，日常生活動作の制限や心理的な状態に関して，3 点（5 点満点）の項目が多く，次回の外来時には，この患者の日常生活動作や心理的な状態について，もう少し注意を払った方がよいのではないか，と思われた．

村瀬病院整形外科
近藤哲志

三重大学大学院医学系研究科脊椎外科・医用工学
笠井裕一

10 JOACMEQ の使用例

b　JOACMEQ の 2 群間の比較例

　2 群間の比較を行う例を，頚髄症に対する椎弓形成術と椎弓切除術による治療効果を比較する場合を用いて解説する．

　頚髄症 20 例に対し，椎弓形成術を 10 例，椎弓切除術を 10 例に施行し，術前および術後 1 年の時点での状態について，JOACMEQ を用いて評価した．次いで両術式の間に獲得量に違いがあるかどうか，有意水準を 5%未満に設定して解析した．ここでは，頚椎機能について例示する．

　頚椎機能の術前，術後 1 年，治療による変化（術後－術前の値，獲得点数）の各スコアを**表1**に示す．解析には獲得点数を用いるが，「治療前」，「治療後」ともに 90 以上の場合は除外するため，この検討では，頚椎機能障害に関しては，椎弓形成術群の No. 3・9・10，椎弓切除群の No. 1・2 を除いた椎弓形成術群 7 例，椎弓切除術群 8 例が解析の対象となる．

治療前の 2 群間の比較

　椎弓形成術と椎弓切除術の 2 群間において，頚椎機能の術前の点数に差がないか否か，Mann-Whitney の U 検定を用いて検討してみると，$p = 0.868$ であり，2

10. JOACMEQ の使用例

表1 頸椎機能に関するデータ

a. 椎弓形成術

症例 No.	術前	術後	獲得点数	治療効果の評価
1	50	75	25	効果あり
2	20	45	25	効果あり
3	100	100	0	除外
4	60	75	15	無効
5	15	45	30	効果あり
6	65	80	15	無効
7	55	80	25	効果あり
8	75	90	15	効果あり
9	100	100	0	除外
10	90	100	10	除外

b. 椎弓切除術

症例 No.	術前	術後	獲得点数	治療効果の評価
1	100	100	0	除外
2	90	100	10	除外
3	65	80	15	無効
4	50	60	10	無効
5	80	90	10	効果あり
6	60	50	-10	無効
7	65	80	15	無効
8	50	60	10	無効
9	70	85	15	無効
10	50	70	20	効果あり

群間には有意差がないと言える．

獲得量の2群間比較

　頸椎機能の術前後のスコアの差（獲得点数）を求め，治療前からスコアの値が90ポイント以上，かつ治療後のスコアの値が90ポイント以上である者を解析対象から外した上で，Mann-Whitney の U 検定を行うと $p = 0.009$ となり，頸椎機能に関して，椎弓形成術の方が椎弓切除術より有意に治療効果が高いことが示された．

他の4項目の解析結果

　同様に，上肢機能，下肢機能，膀胱機能，QOL の各項目について，項目ごとに，椎弓形成術と椎弓切除術の2群間の治療成績（有効率，獲得量）に有意差があるか否かを調べるために，2×2分割表の検定および Mann-Whitney の U 検定を用いて検討した．その結果，治療効果については，2群間に有意差が認められなかった（**表2**）．

表2 各項目の解析結果

	有効率の2群比較	獲得量の2群比較
頚椎機能	p=0.132	p=0.009*
上肢機能	p=1.000	p=0.822
下肢機能	p=0.637	p=0.620
膀胱機能	p=0.620	p=0.106
QOL	p=1.000	p=0.362

＊頚椎機能の改善量は，椎弓形成術の方が椎弓切除術より有意に（$p<0.01$）高かった．

　以上より，頚椎症性脊髄症に対し椎弓形成術と椎弓切除術を10例ずつに施行し，術前および術後1年の時点でJOACMEQを用いて治療効果を解析した結果，頚椎機能において，椎弓切除術と比べて椎弓形成術では，有意に高い改善効果を認めた．しかし一方，上肢機能，下肢機能，膀胱機能，QOLの各項目には，2群間で治療効果に有意差はみられなかった．

広島大学大学院整形外科
田中信弘

10 JOACMEQ の使用例

c JOACMEQ の 3 群間の比較例

　3 群以上の比較を行う例として，頸椎後縦靱帯骨化症における 3 つの手術法の違いによる治療効果を比較する場合を想定して解説する．

　頸椎後縦靱帯骨化症に対する 3 つの手術方法（A 法 10 例，B 法 10 例，C 法 10 例）において，術前および術後 2 年の時点で JOACMEQ を用いて評価し，3 つの手術群間で治療効果（有効率，獲得量）に違いがあるかについて解析した．ここでは，QOL の項目で例示する．

　QOL の術前，術後 2 年，治療による変化（術後 − 術前の値，獲得点数）の各スコアを**表 1** に示す．治療成績の解析には，獲得点数を用いる．解析対象から除外するものは，「治療前」，「治療後」ともに 90 ポイント以上の場合であるが，この検討での除外例はなく，10 例すべてが解析の対象となる．そして，各群の有効率は　(「効果あり」と判断された個人の数)÷{(集団を構成する個人の数)−(治療前からスコアの値が 90 ポイント以上，かつ治療後のスコアの値が 90 ポイント以上である者の数)}　で求められるため，A 群の有効率は　6 ÷ 10 = 0.6，B 群の有効率は　4 ÷ 10 = 0.4，C 群の有効率は　10 ÷ 10 = 1.0 である．

c. JOACMEQ の 3 群間の比較例

表1 QOL のデータ

a. A 群

症例No.	術前	術後	獲得点数	効果の評価
1	25	40	15	無効
2	8	57	49	効果あり
3	40	32	-8	無効
4	30	82	52	効果あり
5	48	78	30	効果あり
6	30	36	6	無効
7	24	56	32	効果あり
8	50	60	10	無効
9	19	51	32	効果あり
10	40	71	31	効果あり

b. B 群

症例No.	術前	術後	獲得点数	効果の評価
1	8	25	17	無効
2	32	38	6	無効
3	32	56	24	効果あり
4	53	82	29	効果あり
5	39	36	-3	無効
6	35	43	8	無効
7	38	60	22	効果あり
8	11	22	11	無効
9	51	57	6	無効
10	51	78	27	効果あり

c. C 群

症例No.	術前	術後	獲得点数	効果の評価
1	30	56	26	効果あり
2	14	45	31	効果あり
3	30	58	28	効果あり
4	26	59	33	効果あり
5	22	51	29	効果あり
6	38	76	38	効果あり
7	21	51	30	効果あり
8	46	73	27	効果あり
9	11	60	49	効果あり
10	51	79	28	効果あり

治療前の 3 群間比較

　A 群，B 群，C 群の 3 群間の術前の点数に有意差があるかどうか，Kruskal-Wallis 検定を用いて検討してみると，$p = 0.439$ であり，3 群間に有意差はないと言える．

有効率の3群間比較

下表のように，3×2分割表を作って検定[*]を行うと，$p = 0.013$ となり，治療の有効率に関して，3群間に有意差が認められる．さらに多重比較として，群間にそれぞれ2×2分割表を作って検定[*]を行うと，AB間は $p = 0.656$，AC間は $p = 0.087$，BC間は $p = 0.011$ となる．ここで，Bonferroni補正[**]として，すべてのP値に3を掛けると，AB間は $p = 1.968$，AC間は $p = 0.261$，BC間は $p = 0.033$ となり，B群とC群の間に有意差（$p < 0.05$）があることが分かる．すなわち，手術法Cでは，手術法Bと比べて治療の有効率が有意に高いと言える．

	効果あり	無効
A群	6	4
B群	4	6
C群	10	0

* m×2分割表の検定における注意点

m×2分割表の検定は，例数が十分多い場合には正規分布に近似し，χ^2 検定を用いるが，例数が少ない場合には，近似の精度が悪いため，階級を合併するか，Fisherの正確確率法で対応する．上記P値はFisher法でのP値である．χ^2 検定を用いる目安は，m×2分割表のすべてのセルの数値がすべて5以上となることである．

** Bonferroni補正

Bonferroni補正として，すべてのP値に掛ける数値は2群ごとの比較の回数で，ここの例では，AB間，AC間，BC間の3回の比較を行っているので，3をすべてのP値に掛けている．

獲得量の3群間比較

まず，3群の獲得点数の一様性の検定に関して，Kruskal-Wallis検定を用いて行

表2 各項目の解析結果

	有効率の3群比較	獲得量の3群比較
頚椎機能	p=0.086	p=0.160
上肢機能	p=0.383	p=0.440
下肢機能	p=0.329	p=0.336
膀胱機能	p=0.500	p=0.622
QOL	p=0.013*	p=0.012*

*多重比較（Bonferroni補正）にて，有効率はB群とC群の間に$p<0.05$で有意差があり，獲得量はB群とC群の間に$p<0.01$で有意差がみられた．

うと$p=0.012$となり，一様性が否定される．そこで，さらに多重比較を行う．群間にそれぞれMann-Whitney検定を行うと，AB間は$p=0.112$，AC間は$p=0.733$，BC間は$p=0.001$となる．ここで，有効率の3群間比較と同様にBonferroni補正**として，すべてのP値に3を掛けると，AB間は$p=0.336$，AC間は$p=2.199$，BC間は$p=0.003$となり，B群とC群の間に有意差（$p<0.01$）があることが分かる．すなわち，手術法Cでは，手術法Bと比べて治療の獲得量が有意に高いと言える．

他の4項目の解析結果

　同様に，頚椎機能，上肢機能，下肢機能，膀胱機能の各項目について，項目ごとにA群，B群，C群の治療効果（有効率，獲得量）に有意差があるかどうか，3×2分割表の検定およびKruskal-Wallis検定を用いて調べたところ，これら4つの項目には，有意差が認められなかった（**表2**）．なお，有効率および獲得量について，一様性が否定されなかったので，多重比較は行っていない．

　以上より，今回，頚椎後縦靱帯骨化症における3つの手術法（A法10例，B法10例，C法10例）の違いによる治療効果を比較した結果，術前および術後2年の時点でJOACMEQを用いて治療効果を解析したところ，QOLの治療効果において，B法とC法の2群間に有意差がみられた．

東京大学医学部整形外科
竹下克志

11 欧米における脊椎疾患の治療成績評価法

　健康関連QOLは健康状態への価値付けの有無により，効用値尺度とプロファイル型尺度に分けられる．効用値尺度は下位尺度を持たない単一の指標であり，死亡している状態を0，完璧な状態を1とした場合に，現在の状態がどの程度に位置づけられるのかが，回答結果から換算される．効用値尺度は医療経済（費用対効用）評価に使用可能である．プロファイル型尺度は主観的健康度をいくつかの側面から評価するもので，さらに包括的尺度と疾患特異的尺度に分けられる．脊椎疾患の臨床研究においては，目的に応じてこれらの尺度を組み合わせ，アウトカムが評価されることが多い．以下に欧米における代表的な評価法について概要を示す．

効用値尺度

a. EuroQol，EQ-5D

　イギリス，フィンランド，オランダ，ノルウェー，スウェーデンの研究者からなるEuroQol Groupによって開発され，1990年に発表された．EuroQolは，健康状態を5つの項目に分けて評価（各項目3段階尺度で回答）する5項目法（EQ-5D）と，Visual Analogue Scale（VAS）による評価の2つから構成される．EQ-5Dの回答は換算表（value set）を用いて効用値に換算され，医療経済評価に

応用できることから，各国で多くの臨床研究に使用されている．わが国でも1998年より正式な日本語版の使用が可能となっている（使用登録が必要）．

包括的尺度

a. SF-36 (MOS 36-Item Short-Form Health Survey)

アメリカに本部を置くRAND corporationによって1980年代のMedical Outcome Study (MOS) を通じて開発され，1992年にSF-36として報告された．国際的にもっとも使用され，信頼性・妥当性が検証されている尺度である．過去1ヵ月の健康状態に関する36の質問項目で構成され，スコアリングプログラムを用いて8つの下位尺度得点と2つのサマリースコア（「身体的健康」と「精神的健康」）を算出できる．わが国では，1998年に福原らによる日本語版（v1.2）が発表され，現在は改良されたv2が標準版として使用されている．国民標準値が測定されているため，その値との比較が可能である．過去1週間について問う急性期版，質問項目の少ないSF-12，SF-8についても日本語版が開発されている．また，SF-36，SF-12から効用値を推定するためのアルゴリズムSF-6Dが最近利用可能となったので，今後は医療経済評価への応用が増加するものと推定される（いずれの尺度についても使用登録が必要）．

腰痛特異的尺度

a. Oswestry Disability Index (ODI)

1980年イギリスのFairbankらによって報告された．10の質問項目からなり，患者は6つの回答（0～5ポイントが付される）の中から自分にもっとも当てはまるものを選択する．合計点／50×100＝障害程度（%）であり，数値が高いほど障害が大きい．2003年にFujiwaraらによって日本語に翻訳され，信頼性や妥当性の検証がなされた．ODIは社会的な損失を評価する項目を含むため，SF-36の精神面の項目ともよく相関することが報告されている．

b. Roland-Morris Disability Questionnaire（RDQ）

　1983年イギリスのRolandとMorrisによって報告された．24の質問項目に対し，「はい」か「いいえ」のどちらかを選択する．0～24点の範囲で得点化され，高得点ほど障害の程度が大きい．RDQは多数の言語に翻訳されており，わが国では2003年にSuzukamo（Journal of Orthopaedic Science誌），Fujiwara（Spine誌），Nakamura（Spine誌）によって個々に独立した日本語訳が報告されていたが，現在はRDQ日本語版として統一され，国民標準値も利用可能である．

c. Quebec Back Pain Disability Scale

　1995年カナダのKopecらによって報告された．20項目の日常生活動作について困難を感じるかどうか質問があり，患者は0～5の6段階で回答する．障害がまったくないものは0点，最高点は100点となる．現在までにフランス，ドイツ，ブラジル，トルコ，イラン，ギリシアなど多数の言語に翻訳され，有用性が報告されている．

頸部痛特異的尺度

a. Neck Disability Index（NDI）

　ODIをもとにカナダのVernonらによって開発され，1991年にはじめて報告された．10の質問項目からなり，患者は6つの回答（0～5ポイントが付される）の中から自分にもっとも当てはまるものを選択する．合計点／50×100＝障害程度（％）であり，数値が高いほど障害が大きい．NDIは多言語に翻訳されており，2012年度に日本語版の信頼性と妥当性が検証された．

b. Neck Pain and Disability Scale（NPAD）

　1999年にアメリカのWheelerらによって報告された．20項目の質問に対し，患者は10 cm VASで回答する．10 cmの線分は0～5ポイントに振り分けられ，合計点（0～100点）で障害程度が判定される．NPADも多言語に翻訳されており，最近，日本語版の信頼性，妥当性，反応性についての検証結果が報告された．

その他の脊椎疾患に特異的な尺度

a. Zurich Claudication Questionnaire (ZCQ)

　別名 Swiss Spinal Stenosis Questionnaire (SSS) とも言う．1996年にスイスのStuckiらによって報告された腰部脊柱管狭窄症に特異的な評価尺度である．すべての患者に対して12の質問項目（症状の重症度と身体機能について）があり，治療を受けた患者にはさらに6の質問（満足度について）が追加される．北米脊椎学会の変性腰部脊柱管狭窄症の臨床ガイドラインでは推奨度Bにランクされている．2010年に日本語版が報告されており，信頼性と妥当性の検証が行われている．

b. North American Spine Society (NASS) Lumbar Spine Questionnaire

　北米脊椎学会によって開発され，1996年Daltroyらによって信頼性と妥当性が報告された．腰椎疾患を腰痛だけでなく神経症状，心の健康，労働の重さ，職に対する満足度，治療への期待度・満足度から包括的に評価できることが特徴である．

和歌山県立医科大学整形外科
橋爪　洋

12

JOABPEQ, JOACMEQ を英文誌に載せる際（含：JOABPEQ, JOACMEQ を翻訳する場合）の注意点

　JOABPEQ, JOACMEQ は，従来のJOAスコアによる評価とは根本的に異なる患者立脚型評価法であり，今後この評価を使用した研究を和文雑誌のみならず海外の雑誌に投稿する機会が増加すると考えられる．この評価法が海外の雑誌に引用されることは，開発母体である日本整形外科学会も強く推奨している．しかし，JOABPEQ, JOACMEQ は長い期間をかけ正式な手続きを経て開発された評価法であり，その著作権は日本整形外科学会が有している．したがって，この評価法を英文誌に載せる際，もしくは外国語に翻訳する場合には，いくつかの注意点を考慮する必要があるので，簡単に解説したい．

JOABPEQ, JOACMEQ を英文誌に載せる際の注意点

a．評価法そのものを論文中に表などで掲載する場合

　著作権を有する日本整形外科学会雑誌（Journal of Orthopaedic Science：J Orthop Sci）編集室［日本整形外科学会事務局（tel：03-3816-3671）］の転載許可を正式の手続きにより取得すること．なおその際には，以下の出典を明記する．
Fukui M, Chiba K, Kawakami M, et al. From the Japanese Orthopaedic Association: JOA Back Pain Evaluation Questionnaire (JOABPEQ)/JOA Cervical Myelopathy Evaluation Questionnaire (JOACMEQ). The report on the revised ver-

sions. April 16, 2007. The Subcommittee of the Clinical Outcome Committee of the Japanese Orthopaedic Association on Low Back Pain and Cervical Myelopathy Evaluation. J Orthop Sci 14(3): 348-365, 2009

b. オリジナルの英訳の修正・加筆の禁止

　先述されているようにJOABPEQ, JOACMEQの質問内容は，臨床応用を念頭にして統計学的に詳細な吟味がなされて作成されたものである．したがって，質問内容の変更，質問順序の入れ替え，質問の追加もしくは評価法の一部を部分的に使用して解析することは，著作権の侵害のみならず評価法自体の信頼性に影響するので禁止する．また，オリジナルの英訳を無断で文法的に修正することも禁止する．

c. modified JOABPEQ, JOACMEQ の作成について

　本評価法は，日本で作成されたものであるので，外国の生活形態や習慣を必ずしも網羅した質問とはなっていない可能性もある．その場合，modified JOA スコアのようにオリジナルを改変して新しい評価法を作成し使用することは原則禁止する．やむを得ず改変の必要が生じた場合は，著作権を尊重した形で正式にJ Orthop Sci 編集室の承諾を得る必要がある．

d. 本評価法を用いて行った研究の記載

　評価法そのものを論文に掲載しない場合も，本評価法を研究に使用した場合には，論文中に先述の出典を参考文献として引用すること．

e. 省略形について

　JOABPEQ, JOACMEQ という名称は，現在のところ海外はもちろんであるが国内でも普及しているとは言えないので，安易に省略形を使用せず下記の正式名称を使用すること．

・Japanese Orthopaedic Association Back Pain Evaluation Questionnaire (JOABPEQ)
・Japanese Orthopaedic Association Cervical Myelopathy Evaluation Questionnaire (JOACMEQ)

JOABPEQ, JOACMEQ を英語以外の言語に翻訳して使用する場合

　本評価法は日本で開発され，海外使用も考慮して英語訳はすでに作成されているので（巻末付録参照），それを使用することは問題ないが，英語以外の言語に翻訳する場合の注意点について列記する．原則的には，この評価法は日本語と英語での使用を原則としているので，英語以外の言語に翻訳することは特別な理由（たとえば，英語を理解できない地域での使用など）がある場合のみに認めることがある．その際には，以下の3つの条件が満たされる必要がある．

①翻訳することをJ Orthop Sci 編集室に通知すること
②オリジナルの内容を正しく表現し，無断で修正しないこと
③翻訳した言語を理解できる専門家によって正しく翻訳されていることが証明されていること

今給黎総合病院整形外科
松永俊二

13

巻末付録
（JOABPEQ，JOACMEQ 和欧バージョン）

　日本整形外科学会腰痛評価質問票（JOABPEQ）のオリジナルを p64〜66 に，欧文バージョンを p67〜69 に掲載する．また，日本整形外科学会頚部脊髄症評価質問票（JOACMEQ）のオリジナルを p70〜72 に，欧文バージョンを p73〜75 に掲載する．

　なお VAS スケールを用いる際は，VAS の測定用スケールの左右幅が規定の 10 cm になるよう，141％（A5 → A4，p66・72・75）もしくは 161％（p69）に拡大コピーして使用すること．

13. 巻末付録（JOABPEQ，JOACMEQ 和欧バージョン）

腰椎用　氏名　　　　　　　　　記入日　平成　年　月　日

最近1週間ぐらいを思い出して、設問ごとに、あなたの状態にもっとも近いものの番号に○をつけてください。日や時間によって状態が変わる場合は、もっとも悪かったときのものをお答えください。

問1-1 腰痛を和らげるために、何回も姿勢を変える
　1) はい　　　2) いいえ

問1-2 腰痛のため、いつもより横になって休むことが多い
　1) はい　　　2) いいえ

問1-3 ほとんどいつも腰が痛い
　1) はい　　　2) いいえ

問1-4 腰痛のため、あまりよく眠れない
（痛みのために睡眠薬を飲んでいる場合は「はい」を選択してください）
　1) はい　　　2) いいえ

問2-1 腰痛のため、何かをするときに介助を頼むことがある
　1) はい　　　2) いいえ

問2-2 腰痛のため、腰を曲げたりひざまづいたりしないようにしている
　1) はい　　　2) いいえ

問2-3 腰痛のため、椅子からなかなか立ち上がれない
　1) はい　　　2) いいえ

問2-4 腰痛のため、寝返りがうちにくい
　1) はい　　　2) いいえ

問2-5 腰痛のため、靴下やストッキングをはく時苦労する
　1) はい　　　2) いいえ

問2-6 あなたは、からだのぐあいが悪いことから、からだを前に曲げる・ひざまずく・かがむ動作をむずかしいと感じますか。どれかひとつでもむずかしく感じる場合は「感じる」としてください
　1) とてもむずかしいと感じる　　　2) 少しむずかしいと感じる
　3) まったくむずかしいとは感じない

問3-1 腰痛のため、短い距離しか歩かないようにしている
　1) はい　　　2) いいえ

問3-2 腰痛のため、1日の大半を、座って過ごす
　1) はい　　　2) いいえ

問3-3 腰痛のため、いつもよりゆっくり階段を上る
　1) はい　　　2) いいえ

問3-4 あなたは、からだのぐあいが悪いことから、階段で上の階へ上ることをむずかしいと感じますか
　1) とてもむずかしいと感じる　　　2) 少しむずかしいと感じる
　3) まったくむずかしいとは感じない

腰椎用　氏名　　　　　　　　　記入日　平成　年　月　日

問3-5　あなたは、からだのぐあいが悪いことから、15分以上つづけて歩くことをむずかしいと感じますか
　　1) とてもむずかしいと感じる　　　　2) 少しむずかしいと感じる
　　3) まったくむずかしいとは感じない

問4-1　腰痛のため、ふだんしている家の仕事を全くしていない
　　1) はい　　　2) いいえ

問4-2　あなたは、からだのぐあいが悪いことから、仕事や普段の活動が思ったほどできなかったことがありましたか
　　1) いつもできなかった　　　　　　2) ほとんどいつもできなかった
　　3) ときどきできないことがあった　4) ほとんどいつもできた
　　5) いつもできた

問4-3　痛みのために、いつもの仕事はどのくらい妨げられましたか
　　1) 非常に妨げられた　　2) かなり妨げられた　　3) 少し妨げられた
　　4) あまり妨げられなかった　　5) まったく妨げられなかった

問5-1　腰痛のため、いつもより人に対していらいらしたり腹が立ったりする
　　1) はい　　　2) いいえ

問5-2　あなたの現在の健康状態をお答えください
　　1) よくない　2) あまりよくない　3) よい　4) とてもよい　5) 最高によい

問5-3　あなたは落ち込んでゆううつな気分を感じましたか
　　1) いつも感じた　　　　2) ほとんどいつも感じた　　3) ときどき感じた
　　4) ほとんど感じなかった　5) まったく感じなかった

問5-4　あなたは疲れ果てた感じでしたか
　　1) いつも疲れ果てた感じだった
　　2) ほとんどいつも疲れ果てた感じだった
　　3) ときどき疲れ果てた感じだった
　　4) ほとんど疲れを感じなかった
　　5) まったく疲れを感じなかった

問5-5　あなたは楽しい気分でしたか
　　1) まったく楽しくなかった　　　2) ほとんど楽しくなかった
　　3) ときどき楽しい気分だった　　4) ほとんどいつも楽しい気分だった
　　5) いつも楽しい気分だった

問5-6　あなたは、自分は人並みに健康であると思いますか
　　1)「人並みに健康である」とはまったく思わない
　　2)「人並みに健康である」とはあまり思わない
　　3) かろうじて「人並みに健康である」と思う
　　4) ほぼ「人並みに健康である」と思う
　　5)「人並みに健康である」と思う

問5-7　あなたは、自分の健康が悪くなるような気がしますか
　　1) 悪くなるような気が大いにする
　　2) 悪くなるような気が少しする
　　3) 悪くなるような気がするときもしないときもある
　　4) 悪くなるような気はあまりしない
　　5) 悪くなるような気はまったくしない

複写は可だが、改変を禁ずる
会員以外の無断使用を禁ずる。

© 2007 社団法人日本整形外科学会

13. 巻末付録（JOABPEQ, JOACMEQ 和欧バージョン）

腰椎用　氏名　　　　　　　　　　　記入日　平成　年　月　日

> 「痛み（しびれ）が全くない状態」を0、「想像できるもっとも激しい痛み（しびれ）」を10と考えて、<u>最近1週間で</u>最も症状のひどい時の痛み（しびれ）の程度が、0から10の間のいくつぐらいで表せるかを下の線の上に記してください。

腰痛の程度　　0 ├──────────────┤ 10

殿部（おしり）・下肢痛の程度　　0 ├──────────────┤ 10

殿部（おしり）・下肢のしびれの程度　　0 ├──────────────┤ 10

痛みがまったくない気持ちのよい状態　　　　　想像できるもっとも激しい痛み（しびれ）

複写は可だが、改変を禁ずる
会員以外の無断使用を禁ずる。

© 2007 社団人日本整形外科学会

＊VASの測定用スケールの左右幅が10cmとなるよう，141%（A5→A4）に拡大コピーして使用して下さい．

The JOA Back Pain Evaluation Questionnaire

With regard to your health condition during the last week, please circle the one item number of the answer for the following questions that best applies. If your condition varies depending on the day or the time, circle the item number of your condition at its worst.

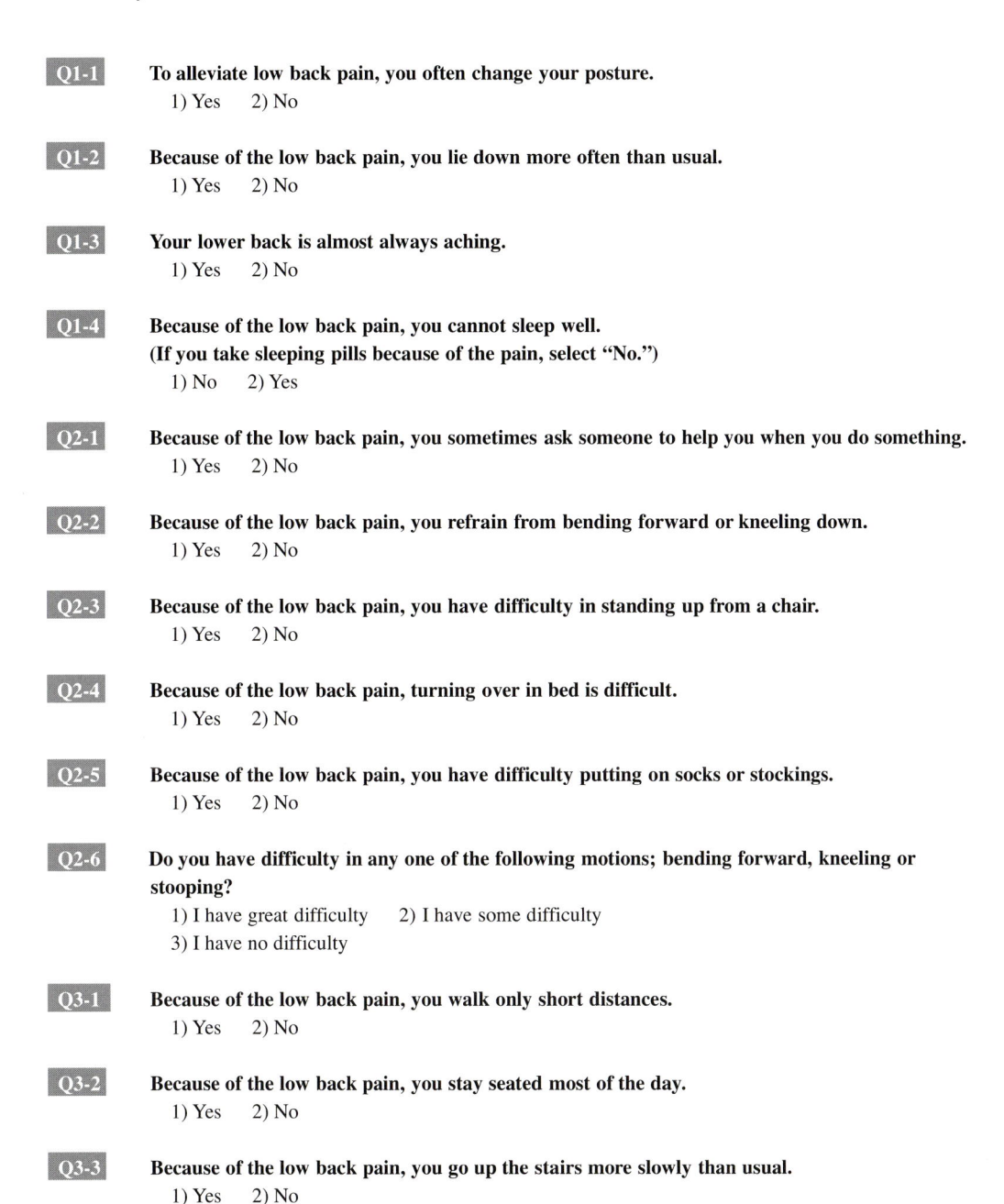

Q1-1 **To alleviate low back pain, you often change your posture.**
    1) Yes   2) No

Q1-2 **Because of the low back pain, you lie down more often than usual.**
    1) Yes   2) No

Q1-3 **Your lower back is almost always aching.**
    1) Yes   2) No

Q1-4 **Because of the low back pain, you cannot sleep well.**
(If you take sleeping pills because of the pain, select "No.")
    1) No   2) Yes

Q2-1 **Because of the low back pain, you sometimes ask someone to help you when you do something.**
    1) Yes   2) No

Q2-2 **Because of the low back pain, you refrain from bending forward or kneeling down.**
    1) Yes   2) No

Q2-3 **Because of the low back pain, you have difficulty in standing up from a chair.**
    1) Yes   2) No

Q2-4 **Because of the low back pain, turning over in bed is difficult.**
    1) Yes   2) No

Q2-5 **Because of the low back pain, you have difficulty putting on socks or stockings.**
    1) Yes   2) No

Q2-6 **Do you have difficulty in any one of the following motions; bending forward, kneeling or stooping?**
    1) I have great difficulty   2) I have some difficulty
    3) I have no difficulty

Q3-1 **Because of the low back pain, you walk only short distances.**
    1) Yes   2) No

Q3-2 **Because of the low back pain, you stay seated most of the day.**
    1) Yes   2) No

Q3-3 **Because of the low back pain, you go up the stairs more slowly than usual.**
    1) Yes   2) No

Q3-4 **Do you have difficulty in going up the stairs?**
　　1) I have great difficulty　　2) I have some difficulty
　　3) I have no difficulty

Q3-5 **Do you have difficulty in walking more than 15 minutes?**
　　1) I have great difficulty　　2) I have some difficulty
　　3) I have no difficulty

Q4-1 **Because of the low back pain, you do not do any routine housework these days.**
　　1) No　　2) Yes

Q4-2 **Have you been unable to do your work or ordinary activities as well as you would like?**
　　1) I have not been able to do them at all.
　　2) I have been unable to do them most of the time.
　　3) I have sometimes been unable to do them.
　　4) I have been able to do them most of the time.
　　5) I have always been able to do them.

Q4-3 **Has your work routine been hindered because of the pain?**
　　1) Greatly　　2) Moderately　　3) Slightly (somewhat)
　　4) Little (minimally)　　5) Not at all

Q5-1 **Because of the low back pain, you get irritated or get angry at other persons more often than usual.**
　　1) Yes　　2) No

Q5-2 **How is your present health condition?**
　　1) Poor　　2) Fair　　3) Good　　4) Very good　　5) Excellent

Q5-3 **Have you been discouraged and depressed?**
　　1) Always　　2) Frequently　　3) Sometimes　　4) Rarely　　5) Never

Q5-4 **Do you feel exhausted?**
　　1) Always　　2) Frequently　　3) Sometimes　　4) Rarely　　5) Never

Q5-5 **Have you felt happy?**
　　1) Never　　2) Rarely　　3) Sometimes　　4) Almost always　　5) Always

Q5-6 **Do you think you are in decent health?**
　　1) Not at all (my health is very poor)
　　2) Barely (my health is poor)
　　3) Not very much (my health is average health)
　　4) Fairly (my health is better than average)
　　5) Yes (I am healthy)

Q5-7 **Do you feel your health will get worse?**
　　1) Very much so　　2) A little bit at a time
　　3) Sometimes yes and sometimes no　　4) Not very much　　5) Not at all

Regarding 0 as "no pain (numbness) at all" and 10 as "the most intense pain (numbness) imaginable," mark a point between 0 and 10 on the lines below to show the degree of your pain (numbness) when your symptom was at its worst during the last week.

	0	10
Degree of low back pain		
Degree of pains in buttocks and lower limb		
Degree of numbness in buttocks and lower limb		

0: Comfortable condition without any pain at all
10: The most intense pain (numbness) imaginable

*An enlarged (161%) copy should be used to resize these VAS scales.

13. 巻末付録（JOABPEQ, JOACMEQ 和欧バージョン）

頸椎用　氏名　　　　　　　　　記入日　平成　年　月　日

<u>最近1週間</u>ぐらいを思い出して、設問ごとに、あなたの状態にもっとも近いものの番号に○をつけてください。日や時間によって状態が変わる場合は、もっとも悪かったときのものをお答えください。

問1-1 いすに腰掛けて、首だけを動かして、自分の真上の天井をみることができますか
　1）できない　　2）無理をすればできる　　3）不自由なくできる

問1-2 コップの水を一気に飲み干すことができますか
　1）できない　　2）無理をすればできる　　3）不自由なくできる

問1-3 いすに座って、後ろの席に座った人の顔を見ながら話をすることが出来ますか
　1）できない　　2）無理をすればできる　　3）不自由なくできる

問1-4 階段を下りるときに、足元を見ることができますか
　1）できない　　2）無理をすればできる　　3）不自由なくできる

問2-1 ブラウスやワイシャツなどの前ボタンを両手を使ってかけることができますか
　1）できない　　2）時間をかければできる　　3）不自由なくできる

問2-2 きき手でスプーンやフォークを使って食事ができますか
　1）できない　　2）時間をかければできる　　3）不自由なくできる

問2-3 片手をあげることができますか（左右の手のうち悪いほうで答えてください）
　1）できない　　2）途中まで（肩の高さぐらいまで）ならあげることができる
　3）すこし手が曲がるが上にあげることができる　　4）まっすぐ上にあげることができる

問3-1 平らな場所を歩くことができますか
　1）できない
　2）支持（手すり、杖、歩行器など）を使ってもゆっくりとしか歩くことができない
　3）支持（手すり、杖、歩行器など）があれば、歩くことができる
　4）ゆっくりとならば歩くことができる
　5）不自由なく歩くことができる

問3-2 手で支えずに片足立ちができますか
　1）どちらの足もほとんどできない
　2）どちらかの足は10秒数えるまではできない
　3）両足とも10秒数える間以上できる

問3-3 あなたは、からだのぐあいが悪いことから、階段で上の階へ上ることをむずかしいと感じますか
　1）とてもむずかしいと感じる　　2）少しむずかしいと感じる
　3）まったくむずかしいとは感じない

問3-4 あなたは、からだのぐあいが悪いことから、体を前に曲げる・ひざまずく・かがむ動作をむずかしいと感じますか。どれかひとつでもむずかしく感じる場合は「感じる」としてください
　1）とてもむずかしいと感じる　　2）少しむずかしいと感じる
　3）まったくむずかしいとは感じない

問3-5 あなたは、からだのぐあいが悪いことから、15分以上つづけて歩くことをむずかしいと感じますか
　1）とてもむずかしいと感じる　　2）少しむずかしいと感じる
　3）まったくむずかしいとは感じない

頸椎用　氏名　　　　　　　　　　　記入日　平成　年　月　日

問4-1 おしっこ（尿）を漏らすことがありますか
　　1) いつも漏れる　2) しばしば漏れる　3) 2時間以上おしっこ（排尿）しないと漏れる
　　4) くしゃみや気張ったときに漏れる　5) まったくない

問4-2 夜中に、トイレ（おしっこ（排尿））に起きますか
　　1) 一晩に3回以上起きる　2) 一晩に1、2回起きる　3) ほとんど起きることはない

問4-3 おしっこ（排尿）の後も、尿の残った感じがありますか
　　1) たいていのときにある　2) あるときとないときがある　3) ほとんどのときにない

問4-4 便器の前で（便器に座って）、すぐにおしっこ（尿）が出ますか
　　1) たいていのときすぐには出ない　2) すぐに出るときとすぐには出ないときがある
　　3) ほとんどのときすぐに出る

問5-1 あなたの現在の健康状態をお答えください
　　1) よくない　2) あまりよくない　3) よい　4) とてもよい　5) 最高によい

問5-2 あなたは、からだのぐあいが悪いことから、仕事や普段の活動が思ったほどできなかったことがありましたか
　　1) いつもできなかった　　　　　2) ほとんどいつもできなかった
　　3) ときどきできないことがあった　4) ほとんどいつもできた　　5) いつもできた

問5-3 痛みのために、いつもの仕事はどのくらい妨げられましたか
　　1) 非常に妨げられた　　　2) かなり妨げられた　　　3) 少し妨げられた
　　4) あまり妨げられなかった　5) まったく妨げられなかった

問5-4 あなたは落ち込んでゆううつな気分を感じましたか
　　1) いつも感じた　　　2) ほとんどいつも感じた　3) ときどき感じた
　　4) ほとんど感じなかった　5) まったく感じなかった

問5-5 あなたは疲れ果てた感じでしたか
　　1) いつも疲れ果てた感じだった　　2) ほとんどいつも疲れ果てた感じだった
　　3) ときどき疲れ果てた感じだった　4) ほとんど疲れを感じなかった
　　5) まったく疲れを感じなかった

問5-6 あなたは楽しい気分でしたか
　　1) まったく楽しくなかった　　2) ほとんど楽しくなかった
　　3) ときどき楽しい気分だった　4) ほとんどいつも楽しい気分だった
　　5) いつも楽しい気分だった

問5-7 あなたは、自分は人並みに健康であると思いますか
　　1)「人並みに健康である」とはまったく思わない
　　2)「人並みに健康である」とはあまり思わない
　　3) かろうじて「人並みに健康である」と思う
　　4) ほぼ「人並みに健康である」と思う
　　5)「人並みに健康である」と思う

問5-8 あなたは、自分の健康が悪くなるような気がしますか
　　1) 悪くなるような気が大いにする
　　2) 悪くなるような気が少しする
　　3) 悪くなるような気がするときもしないときもある
　　4) 悪くなるような気はあまりしない
　　5) 悪くなるような気はまったくしない

複写は可だが、改変を禁ずる
会員以外の無断使用を禁ずる。

© 2007 社団法人日本整形外科学会

13. 巻末付録（JOABPEQ，JOACMEQ 和欧バージョン）

頸椎用　氏名　　　　　　　　　　　　　　記入日　平成　　年　　月　　日

> 次の各症状について、「痛みやしびれが全くない状態」を0、「想像できるもっともひどい状態」を10と考えて、<u>最近1週間</u>で最も症状のひどい時の痛みやしびれの程度が、0から10の間のいくつぐらいで表せるかを線の上に記してください。

くびや肩の痛みやこりがある場合、その程度は
0 |—————————————————————| 10

胸を締め付けられる様な感じがある場合、その程度は
0 |—————————————————————| 10

腕や手に痛みやしびれがある場合、その程度は（両手にある場合はひどい方）
0 |—————————————————————| 10

胸から足先にかけて痛みやしびれがある場合、その程度は
0 |—————————————————————| 10

　　　　　　　　　　　　　　まったくない　　　　　　想像できるもっともひどい状態

複写は可だが、改変を禁ずる
会員以外の無断使用を禁ずる。

© 2007 社団法人日本整形外科学会

＊VASの測定用スケールの左右幅が10cmとなるよう，
　141％（A5 → A4）に拡大コピーして使用して下さい．

The JOA Cervical Myelopathy Evaluation Questionnaire

With regard to your health condition during the last week, please circle the one item number of the answer for the following questions that best applies. If your condition varies depending on the day or the time, circle the item number of your condition at its worst.

Q1-1 **While in the sitting position, can you look up at the ceiling by tilting your head upward?**
1) Impossible   2) Possible to some degree (with some efforts)
3) Possible without difficulty

Q1-2 **Can you drink a glass of water without stopping despite the neck symptoms?**
1) Impossible   2) Possible to some degree
3) Possible without difficulty

Q1-3 **While in the sitting position, can you turn your head toward the person who is seated to the side but behind you and speak to that person while looking at his/her face?**
1) Impossible   2) Possible to some degree
3) Possible without difficulty

Q1-4 **Can you look at your feet when you go down the stairs?**
1) Impossible   2) Possible to some degree
3) Possible without difficulty

Q2-1 **Can you fasten the front buttons of your blouse or shirt with both hands?**
1) Impossible   2) Possible if I spend time.
3) Possible without difficulty

Q2-2 **Can you eat a meal with your dominant hand using a spoon or a fork?**
1) Impossible   2) Possible if I spend time.
3) Possible without difficulty

Q2-3 **Can you raise your arm? (Answer for the weaker side.)**
1) Impossible
2) Possible up to shoulder level
3) Possible though the elbow and/or wrist is a little flexed
4) I can raise it straight upward

Q3-1 **Can you walk on a flat surface?**
1) Impossible
2) Possible but slowly even with support
3) Possible only with the support of a handrail, a cane, or a walker
4) Possible but slowly without any support
5) Possible without difficulty

Q3-2 **Can you stand on either leg without the support of your hand?**
(the need to support yourself)

1) Impossible with either leg
2) Possible on either leg for more than ten seconds
3) Possible on both legs individually for more than ten seconds

Q3-3 **Do you have difficulty in going up the stairs?**
   1) I have great difficulty.   2) I have some difficulty.
   3) I have no difficulty.

Q3-4 **Do you have difficulty in one of the following motions; bending forward, kneeling or stooping?**
   1) I have great difficulty.   2) I have some difficulty.
   3) I have no difficulty.

Q3-5 **Do you have difficulty in walking more than 15 minutes?**
   1) I have great difficulty.   2) I have some difficulty.
   3) I have no difficulty.

Q4-1 **Do you have urinary incontinence?**
   1) Always
   2) Frequently
   3) When retaining urine over a period of more than 2 hours
   4) When sneezing or straining
   5) No

Q4-2 **How often do you go to the bathroom at night?**
   1) Three times or more   2) Once or twice   3) Rarely

Q4-3 **Do you have a feeling of residual urine in your bladder after voiding?**
   1) Most of the time   2) Sometimes   3) Rarely

Q4-4 **Can you initiate (start) your urine stream immediately when you want to void?**
   1) Usually not   2) Sometimes   3) Most of the time

Q5-1 **How is your present health condition?**
   1) Poor   2) Fair   3) Good   4) Very good   5) Excellent

Q5-2 **Have you been unable to do your work or ordinary activities as well as you would like?**
   1) I have not been able to do them at all.
   2) I have been unable to do them most of the time.
   3) I have sometimes been unable to do them.
   4) I have been able to do them most of the time.
   5) I have always been able to do them.

Q5-3 **Has your work routine been hindered because of the pain?**
   1) Greatly   2) Moderately   3) Slightly (somewhat)
   4) Little (minimally)   5) Not at all

Q5-4 **Have you been discouraged and depressed?**
   1) Always   2) Frequently   3) Sometimes   4) Rarely   5) Never

Q5-5 **Do you feel exhausted?**
   1) Always   2) Frequently   3) Sometimes   4) Rarely   5) Never

Q5-6 **Have you felt happy?**
   1) Never   2) Rarely   3) Sometimes   4) Almost always   5) Always

Q5-7 **Do you think you are in decent health?**
   1) Not at all (my health is very poor)
   2) Barely (my health is poor)
   3) Not very much (my health is average health)
   4) Fairly (my health is better than average)
   5) Yes (I am healthy)

Q5-8 **Do you feel your health will get worse?**
   1) Very much so   2) A little bit at a time
   3) Sometimes yes and sometimes no   4) Not very much   5) Not at all

Regarding 0 as "no pain (numbness) at all" and 10 as "the most intense pain (numbness) imaginable," mark a point between 0 and 10 on the lines below to show the degree of your pain (numbness) when your symptom was at its worst during the last week.

If you feel pain or stiffness in your neck or shoulders, mark the degree

0   10
_____

If you feel tightness in your chest, mark the degree

0   10
_____

If you feel pain or numbness in your arms or hands, mark the degree
 (If there is pain in both limbs, then the worse of the two)

0   10
_____

If you feel pain or numbness from chest to toe, mark the degree

0   10
_____

   0 : No pain (numbness) at all
   10 : The worst state imaginable

*An enlarged (141%) copy should be used to resize these VAS scales.

JOABPEQ, JOACMEQ マニュアル

参考文献

1) Bond MR, Pilowsky I: Subjective assessment of pain and its relationship to the administration of analgesis in patients with advanced cancer. J Psychosomat Res **10**: 203-208, 1966

2) 千葉一裕, 川上 守, 金森昌彦, 菊地臣一, 紺野愼一, 嶋村 正, 白土 修, 星地亜都司, 高橋和久, 田口敏彦, 竹下克志, 田中靖久, 谷 俊一, 谷口愼一郎, 戸山芳昭, 中井定明, 廣田良夫, 福井 充, 宮本雅史, 米延策雄, 和田英路, 日本脊椎脊髄病学会診断評価等基準委員会：頚椎後縦靱帯骨化症に対する日本整形外科学会頚部脊髄症評価質問票（JOACMEQ）の有用性. 日脊椎脊髄病会誌 **23**：181-188, 2010

3) Daltroy LH, Cats-Baril WL, Katz JN, Fossel AH, Liang MH: The North American spine society lumbar spine outcome assessment Instrument: reliability and validity tests. Spine **21**: 741-749, 1996

4) Deyo RA: Measuring the functional status of patients with low back pain. Arch Phys Med Rehabil **69**: 1044-1053, 1988

5) Deyo RA, Andersson G, Bombardier C, Cherkin DC, Keller RB, Lee CK, Liang MH, Lipscomb B, Shekelle P, Spratt KF: Outcome measures for studying patients with low back pain. Spine **19**: 2032S-2036S, 1994

6) The EuroQol Group: EuroQol--a new facility for the measurement of health-related quality of life. Health Policy **16**: 199-208, 1990

7) Fairbank JC, Couper J, Davies JB, O'Brien JP: The Oswestry low back pain disability questionnaire. Physiotherapy **66**: 271-273, 1980

8) Fujiwara A, Kobayashi N, Saiki K, Kitagawa T, Tamai K, Saotome K: Association of the Japanese Orthopaedic Association score with the Oswestry Disability Index, Roland-Morris Disability Questionnaire, and short-form 36. Spine **28**: 1601-1607, 2003

9) 福原俊一：臨床家のための QOL 評価と疫学. 日腰痛会誌 **8**：31-37, 2002

10) 福原俊一（編著）：RDQ（Roland-Morris Disability Questionnaire）日本語版マニュアル, 医療文化社, 東京, 2004

11) 福原俊一, 鈴鴨よしみ：SF-36v2™ 日本語版マニュアル第二版, NPO 健康医療評価研究機構, 京都, 2011

12) Fukui M, Chiba K, Kawakami M, Kikuchi S, Konno S, Miyamoto M, Seichi A, Shimamura T, Shirado O, Taguchi T, Takahashi K, Takeshita K, Tani T, Toyama Y,

参考文献

Wada E, Yonenobu K, Tanaka T, Hirota Y; Subcommittee on Low Back Pain and Cervical Myelopathy Evaluation of the Clinical Outcome Committee of the Japanese Orthopaedic Association: An outcome measure for patients with cervical myelopathy: Japanese Orthopaedic Association Cervical Myelopathy Evaluation Questionnaire (JOACMEQ): Part 1. J Orthop Sci **12**: 227-240, 2007

13) Fukui M, Chiba K, Kawakami M, Kikuchi S, Konno S, Miyamoto M, Seichi A, Shimamura T, Shirado O, Taguchi T, Takahashi K, Takeshita K, Tani T, Toyama Y, Wada E, Yonenobu K, Tanaka T, Hirota Y; Subcommittee on Low Back Pain and Cervical Myelopathy Evaluation of the Clinical Outcome Committee of the Japanese Orthopaedic Association: Japanese Orthopaedic Association Cervical Myelopathy Evaluation Questionnaire (JOACMEQ): Part 2. Endorsement of the alternative item. J Orthop Sci **12**: 241-248, 2007

14) Fukui M, Chiba K, Kawakami M, Kikuchi S, Konno S, Miyamoto M, Seichi A, Shimamura T, Shirado O, Taguchi T, Takahashi K, Takeshita K, Tani T, Toyama Y, Yonenobu K, Wada E, Tanaka T, Hirota Y: Japanese Orthopaedic Association Cervical Myelopathy Evaluation Questionnaire: part 3. Determination of reliability. J Orthop Sci **12**: 321-326, 2007

15) Fukui M, Chiba K, Kawakami M, Kikuchi S, Konno S, Miyamoto M, Seichi A, Shimamura T, Shirado O, Taguchi T, Takahashi K, Takeshita K, Tani T, Toyama Y, Yonenobu K, Wada E, Tanaka T, Hirota Y: Japanese Orthopaedic Association Back Pain Evaluation Questionnaire: Part 2. Verification of its reliability: The Subcommittee on Low Back Pain and Cervical Myelopathy Evaluation of the Clinical Outcome Committee of the Japanese Orthopaedic Association. J Orthop Sci **12**: 526-532, 2007

16) Fukui M, Chiba K, Kawakami M, Kikuchi S, Konno S, Miyamoto M, Seichi A, Shimamura T, Shirado O, Taguchi T, Takahashi K, Takeshita K, Tani T, Toyama Y, Yonenobu K, Wada E, Tanaka T, Hirota Y: Japanese Orthopaedic Association Cervical Myelopathy Evaluation Questionnaire (JOACMEQ): Part 4. Establishment of equations for severity scores. Subcommittee on low back pain and cervical myelopathy, evaluation of the clinical outcome committee of the Japanese Orthopaedic Association. J Orthop Sci **13**: 25-31, 2008

17) Fukui M, Chiba K, Kawakami M, Kikuchi S, Konno S, Miyamoto M, Seichi A, Shimamura T, Shirado O, Taguchi T, Takahashi K, Takeshita K, Tani T, Toyama Y, Wada E, Yonenobu K, Tanaka T, Hirota Y: Japanese Orthopaedic Association Back Pain Evaluation Questionnaire: Part 3. Validity study and establishment of the measurement scale: Subcommittee on Low Back Pain and Cervical Myelopathy Evaluation of the Clinical Outcome Committee of the Japanese Orthopaedic Association, Ja-

pan. J Orthop Sci **13**: 173-179, 2008

18) Fukui M, Chiba K, Kawakami M, Kikuchi S, Konno S, Miyamoto M, Seichi A, Shimamura T, Shirado O, Taguchi T, Takahashi K, Takeshita K, Tani T, Toyama Y, Yonenobu K, Wada E, Tanaka T, Hirota Y; Subcommittee of the Clinical Outcome Committee of the Japanese Orthopaedic Association on Low Back Pain and Cervical Myelopathy Evaluation: JOA Back Pain Evaluation Questionnaire（JOABPEQ）/JOA Cervical Myelopathy Evaluation Questionnaire（JOACMEQ）. The report on the development of revised versions. April 16, 2007. The Subcommittee of the Clinical Outcome Committee of the Japanese Orthopaedic Association on Low Back Pain and Cervical Myelopathy Evaluation. J Orthop Sci **14**: 348-365, 2009

19) 原　慶宏，松平　浩，寺山　星，竹下克志，磯村達也，中村耕三：日本語版 Zurich claudication questionnaire（ZCQ）の開発：言語的妥当性を担保した翻訳版の作成．整形外科 **61**：159-165，2010

20) Hirabayashi K, Miyakawa J, Satomi K, Maruyama T, Wakano K: Operative results and postoperative progression of ossification among patients with ossification of cervical posterior longitudinal ligament. Spine **6**: 354-364, 1981

21) 川上　守，千葉一裕，福井　充，廣田良夫，金森昌彦，菊地臣一，紺野愼一，宮本雅史，中井定明，星地亜都司，嶋村　正，白土　修，田口敏彦，高橋和久，竹下克志，田中靖久，谷　俊一，谷口愼一郎，戸山芳昭，和田英路，米延策雄，日本脊椎脊髄病学会診断評価等基準委員会：日本整形外科学会頸部脊髄症評価質問票（JOACMEQ）を用いた患者評価と日本整形外科学会頸髄症治療成績判定基準（JOA スコア）の関係について―頸椎椎間板ヘルニア，頸椎症の症例を用いて．日脊椎脊髄病会誌 **23**：174-179，2010

22) Kopec JA, Esdaile JM, Abrahamowicz M, Abenhaim L, Wood-Dauphinee S, Lamping DL, Williams JI: The Quebec Back Pain Disability Scale. Measurement properties. Spine **20**: 341-352, 1995

23) 日本整形外科学会：頸髄症治療成績判定基準（会告）．日整会誌 **50**：18-19，1976

24) 日本整形外科学会：日本整形外科学会頸髄症治療成績判定基準（会告）．日整会誌 **68**：490-503，1994

25) 日本語版 EuroQol 開発委員会：日本語版 EuroQol の開発．医療と社会：109-117，1998

26) Ono R, Otani K, Takegami M, Suzukamo Y, Goolkasian P, Wheeler AH, Konno S, Kikuchi S, Fukuhara S: Reliability, validity, and responsiveness of the Japanese version of the Neck Pain and Disability Scale. J Orthop Sci **16**: 339-346, 2011

27) Patrick DL, Deyo RA, Atlas SJ, Singer DE, Chapin A, Keller RB: Assessing health related quality of life in patients with sciatica. Spine **20**: 1899-1908, 1995

参考文献

28) Roland M, Morris R: A study of the natural history of back pain. Part I: development of a reliable and sensitive measure of disability in low-back pain. Spine **8**: 141-144, 1983

29) Roland M, Morris R: A study of the natural history of low-back pain. Part Ⅱ: development of guidelines for trials of treatment in primary care. Spine **8**: 145-150, 1983

30) Stucki G, Daltroy L, Liang MH, Lipson SJ, Fossel AH, Katz JN: Measurement properties of a self-administered outcome measure in lumbar spinal stenosis. Spine **21**: 796-803, 1996

31) 竹下克志, 細野 昇, 小田剛紀, 川口善治, 長谷川匡一, 磯村達也, 大島 寧, 小野貴司, 米延策雄：日本語版 Neck Disability Index の妥当性検証. J Spine Res **2**: S638, 2011

32) Vernon H, Mior S: The Neck Disability Index; a study of reliability and validity. J Manipulative Physiol Ther **14**: 409-415, 1991

33) Ware JE Jr, Sherbourne CD: The MOS 36-item short-form health survey (SF-36). I. Conceptual framework and item selection. Med Care **30**: 473-483, 1992

34) Wheeler AH, Goolkasian P, Baird AC, Darden BV 2nd: Development of the Neck Pain and Disability Scale. Item analysis, face, and criterion-related validity. Spine **24**: 1290-1294, 1999

35) Yonenobu K, Abumi K, Nagata K, Taketomi E, Ueyama K: Interobserver and intraobserver reliability of the Japanese Orthopaedic Association Scoring System for evaluation of cervical compression myelopathy. Spine **26**: 1890-1895, 2001

JOABPEQ, JOACMEQ マニュアル

おわりに

　AAOS（アメリカ整形外科学会）など海外の学会で，外国人による「JOAスコアを用いて評価した」という発表を聴くと，日本人として非常に嬉しくなります．これは，日本の脊椎脊髄外科を発展させた，われわれの先輩の先生方の偉大な功績です．そして今回のJOABPEQ，JOACMEQは，時代の背景や近代科学の要請から生まれ，多くの先生方の努力によって完成しました．しかし，これらの新しい評価法（物差し）は，「煩雑であり，解釈がむずかしく，使いにくい」という声を多数いただいております．

　確かに本評価法は複雑であり，JOACMEQでは頚椎機能，上肢機能，下肢機能，膀胱機能，QOLの5つに，JOABPEQでは疼痛関連障害，腰椎機能障害，歩行機能障害，社会生活障害，心理的障害の5つに分かれていて，それぞれの項目が100点満点で評価されます．しかし，合計点には意味がありません．このことをたとえて言えば，国語，英語，数学，理科，社会のそれぞれの科目の点数が伸びたのか下がったのかは評価できるが，総合点が示されずに（学年順位が分からない感じで）モヤモヤした印象があります．しかし，たとえば，人生の幸福度について考えてみた場合に，健康度，裕福度，社会貢献度，家庭円満度，余暇充実度の5つの項目で評価したとすれば，総合点を求めることはあまり重要ではないように思われます．医療についても，多くの異なった評価項目があるため，総合点を示すことより，項目ごとに物差しを変えて評価する必要性があるのです．

　このマニュアルでは，日本脊椎脊髄病学会の診断評価等基準委員会の委員を中心に，JOABPEQやJOACMEQについて分かりやすく解説していただきました．この新しい評価法を，日本脊椎脊髄病学会の会員はもちろん，多くの日本整形外科学会の会員に使っていただき，日本や海外での学会発表，そして日本語や英語の論文投稿に，大いに利用していただければ幸いです．

　最後に，このJOABPEQ，JOACMEQの作成に携わった多くの先生方，それから協力していただいた患者さんに深く感謝して，稿を終えたいと思います．

　2012年4月

三重大学大学院医学系研究科脊椎外科・医用工学
笠井裕一

索引

欧文

数字
2×2分割表　**36**, **48**
3×2分割表　**53**

B
Bonferroni 補正　**29**, **52**, **53**

E
EQ-5D　**55**
EuroQol　**55**

F
Fisher の正確確率法　**27**, **37**, **52**

J
Japanese Orthopaedic Association Back Pain Evaluation Questionnaire（JOABPEQ）　**3**, **17**, **31**, **64**, **67**
　——欧文バージョン　**67**
Japanese Orthopaedic Association Cervical Myelopathy Evaluation Questionnaire（JOACMEQ）　**6**, **21**, **43**, **70**, **73**
　——欧文バージョン　**73**
JOABPEQ/JOACMEQ 入力・計算システム　**14**
JOA スコア　**3**, **5**, **34**
JOA スコア 17（-2）点法　**46**

K
Kruskal-Wallis 検定　**28**, **29**, **39**, **51**, **52**, **53**

M
m×2分割表　**52**
Mann-Whitney の U 検定　**26**, **29**, **36**, **47**, **48**, **53**
modified JOA スコア　**5**, **60**

N
Neck Disability Index（NDI）　**57**
Neck Pain and Disability Scale（NPAD）　**57**
North American Spine Society（NASS）Lumbar Spine Questionnaire　**58**

O
Oswestry Disability Index（ODI）　**56**

Q
Quebec Back Pain Disability Scale　**57**

R
Roland-Morris Disability Questionnaire（RDQ）　**4**, **57**

S
SF-8　**56**
SF-12　**56**

索 引

SF-36　**4, 6**, 56
Steel-Dwass の検定　**29**
Student の t 検定　**37**

T

Tukey 法　**29, 41**
t 検定　**37**

V

VAS スコア　**46**

W

Welch の t 検定　**37**

X

χ^2 検定　**37, 52**

Z

Zurich Claudication Questionnaire（ZCQ）**58**

和　文

あ 行

一元配置分散分析　**29, 41**

か 行

改善率（平林）　**34**
獲得点数　**25, 26, 29, 33**
獲得量　**26, 29, 37, 48, 50**
患者立脚型アウトカム　**2, 4, 34, 59**
頚髄症　**43, 47**
計量心理学的な検証　**2**

健康関連 QOL　**55**
「効果あり」判定　**25, 33, 45**

さ 行

疾患特異的評価法　**7, 55**
信頼性　**2, 9**

た 行

ダウンロード　**13**
多重比較　**29, 41, 52**
妥当性　**2, 9**
ドメイン　**18, 25**

な 行

日本整形外科学会頚髄症治療成績判定基準（JOA スコア）　**5**
日本整形外科学会頚部脊髄症評価質問票（JOACMEQ）　**6, 21, 43, 70**
日本整形外科学会腰痛疾患治療成績判定基準（JOA スコア）　**3, 34**
日本整形外科学会腰痛評価質問票（JOABPEQ）　**3, 17, 31, 64**

は 行

反応性　**2, 9**
包括的尺度　**55**

や 行

有効率　**26, 29, 36, 37, 48, 50**
腰椎椎間板ヘルニア　**31**
腰椎変性すべり症　**35**
腰部脊柱管狭窄症　**39**

ら 行

両側検定　**26**
レーダーチャート　**14, 18, 22**